女性の「腰椎すべり症」

つらい痛みを自分で改善！

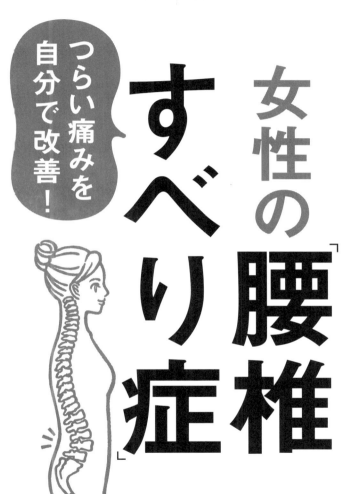

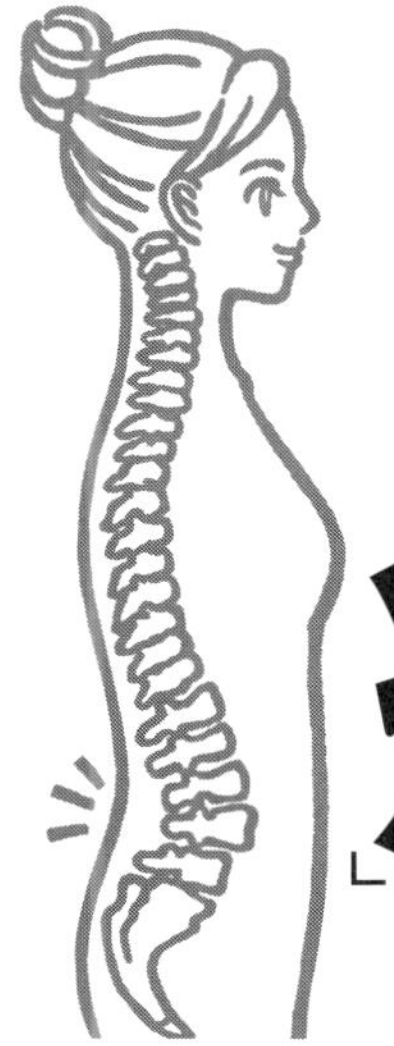

岩貞吉寛

PHP

はじめに

この本を手にとられたあなたに、まずお聞きしたいことがあります。

「あなたがいま、ほんとうに困っていることは何ですか？」

病院で腰椎がすべっている衝撃的なレントゲン写真を見せられ、「腰椎すべり症」と診断されたことでしょうか。それとも、すべり症で腰が痛いことでしょうか。

もし、あなたが、「腰椎がすべっていると診断されたこと」に困っていて、その形を治したいと思っているなら、残念ながら私ではお役に立てないかもしれません。

でも、「すべり症と診断され、腰が痛いこと」に困っているのなら、これまで腰痛に苦しむ多くの患者さんと向き合い、その痛みからみなさんを解放してきた私を信じて、ぜひこの本を読み進めていただきたいと思います。

腰痛の改善のためにいちばん大切なのは、他人まかせにしないことです。

「お医者さんがこう言ったから」

「病気のことは素人にはよくわからないから、病院の先生の言うとおりに」

ではダメなのです。

あなた自身が主役になって、アクションを起こすことが大事です。腰痛改善のための「心のもち方」「姿勢」「日常的に気をつけること」を日々実践し、本書で紹介するマッケンジー法®に基づくマネジメントに積極的に取り組んでください。

私は、あなたに、「自分にもできる。痛みをコントロールして幸せな人生を送れる」という安心感と希望を与えるために、この本を書きました。

本に書いてあるとおりにできれば、もちろんいいですし、もしできなくても、安心感と希望をもって専門の先生のところに行き、自分にあった対処法をアドバイスしてもらえれば、効果がより出やすくなります。

前向きないい精神状態でやるのと、「こんなの、どうせできっこない」「こんなことやったら、もっと悪くなるんじゃないか」と思いながらやるのとでは、効果が大きく異なります。やはり安心感と希望をもって、やれば良くなると自分が思えるという状態でやったほうがいいのです。

そして、自分自身で痛みをマネジメントできるようになれば、腰椎がすべっているという事実は変わらなくても、あなたの人生の幸せが減ることはないということを実感していただけると思います。

さらに、個人だけでなく、社会全体の意識も変わることの必要性を強く感じています。というのも、せっかくあなたが「自分が中心になって行う」と決めても、「自己判断はダメ、やっぱり専門の先生のほうが正しい」という社会では、気持ちがゆらぎ、結局、以前の他人まかせ、医者まかせの習慣にもどってしまいかねないからです。

本書が、あなたに安心感と希望を与えるだけでなく、社会へ向けての情報発信の一冊にもなれば幸いです。

岩貞吉寛

必ずお読みください!
本書をお読みになる前の注意点

▶すべての腰痛がマッケンジー法®で治るわけではありません。

▶腰の痛みだけでなく、以下の条件に当てはまる場合は、必ず医師(できれば、マッケンジー法®に精通した医師)の診察を受けたうえで、本書で紹介しているエクササイズを行ってよいかどうか相談してください。

①ひざから下の痛みがひどく、ひざから下の皮膚の感覚が鈍い。足に力が入りにくい
②最近、交通事故や転落事故で腰を傷めた
③尿が出にくい
④体がだるい、熱っぽい、食欲がない、とくにダイエットもしていないのに体重が減ってきた、やたらと汗をかくなど、全身の不調を感じている
⑤がんを患ったことがある
⑥骨粗鬆症など骨密度が低い、もしくは低い疑いがある

▶本書中の「中止」に当てはまる症状が出た場合には、すぐにエクササイズを中止し、マッケンジー法®の認定資格をもつ医師やセラピストに相談してください。

▶症状が改善するまでの時間には個人差があります。ほかの人と比べるのではなく、自分のペースを守ってやり続けることが大事です。

つらい痛みを自分で改善！　女性の「腰椎すべり症」　もくじ

Chapter 1

女性に多いといわれる「腰椎すべり症」

Chapter 2 自由な生活を取り戻すためのマッケンジー法®

Chapter 3

「腰椎すべり症」に悩む女性のための実践講座

Chapter 4
日常生活での姿勢

装幀　小口翔平＋永井里実（ｔｏｂｕｆｕｎｅ）
イラスト　金田未生
編集協力　月岡廣吉郎
本文デザイン・組版　朝日メディアインターナショナル株式会社

Chapter 1

女性に多いといわれる「腰椎すべり症」

日本人の約８割が一生のうちに腰痛を経験する

いまや腰痛は日本人の「国民病」

少し前のデータになりますが、２０１１年に全国約６万５０００人を対象に行われた大規模調査[※]によると、20～79歳の成人のうち約83パーセントが、一生のうちに腰痛を経験するという結果が報告されています。

また、約38パーセントの人が、生活に支障が出るほどのひどい腰痛を経験することがわかっています。

さらに、厚生労働省が行った「２０１５年国民生活基礎調査」によると、日本で慢性の腰痛を抱える人は約２８００万人にのぼることが明らかになっています。つまり、４人に１人が、日々、腰痛に悩まされていると推計されているのです。

※出典：松平浩　『新しい腰痛対策Q&A21 ～非特異的腰痛のニューコンセプトと職域での予防法』公益財団法人産業医学振興財団 2012年

驚くことに、腰痛に関するこうした割合は、ここ20年近く変わっておらず、腰痛はまさに日本人の「国民病」といっていいでしょう。

もちろん、「腰痛」とひと言で言っても、痛みの出方はさまざまです。ぎっくり腰に代表されるような突発的に強い痛みが出るものもあれば、徐々に痛みが進行し、気がついたら我慢できないほどの痛みになっていたというケースもあります。

また、いったんは治まったものの、痛みがぶり返し、だんだん治りが悪くなって、やがて腰の痛みだけでなく足のシビレなどを引き起こすケースもあります。

そして、最初は「こんな腰痛くらい……」と軽く考えていたものの、痛みが長引いたり、治りにくくなったりすると心配になり、病院にかけこんで診察を受ける方が多いのです。

腰痛の場合、見た目だけでは原因はわからないので、整形外科などでレントゲンやＭＲＩなどの画像診断を受けることになります。その結果、椎間板ヘルニア、坐骨神経痛、骨粗鬆症などの病名を告げられるわけですが、最近、とくに高齢の女性に増えているといわれるのが「腰椎すべり症」です。

「腰椎すべり症」とはどんな病気？

腰椎変性すべり症と腰椎分離すべり症の2種類がある

では、腰椎すべり症について、ここで簡単に説明しておきましょう。

腰椎は脊椎（背骨）の一部で、第1腰椎から第5腰椎まで5つの椎骨で構成されており、それぞれ椎間板、椎間関節、靭帯《じんたい》によって連結されています。

腰椎には私たちの上半身を支える役目があり、座っているときには体重を骨盤に伝え、立っているときや歩いているときは体重を両足に伝えるなど、つねに大きな力がかかっています。ただ、通常は、ある程度の可動性をもちながらきれいに並んでいて、簡単にずれることはありません。

しかし、本来、腰椎のクッションとなるべき椎間板に異常が起こったり、靭帯のつ

腰椎すべり症はどこが悪いの？

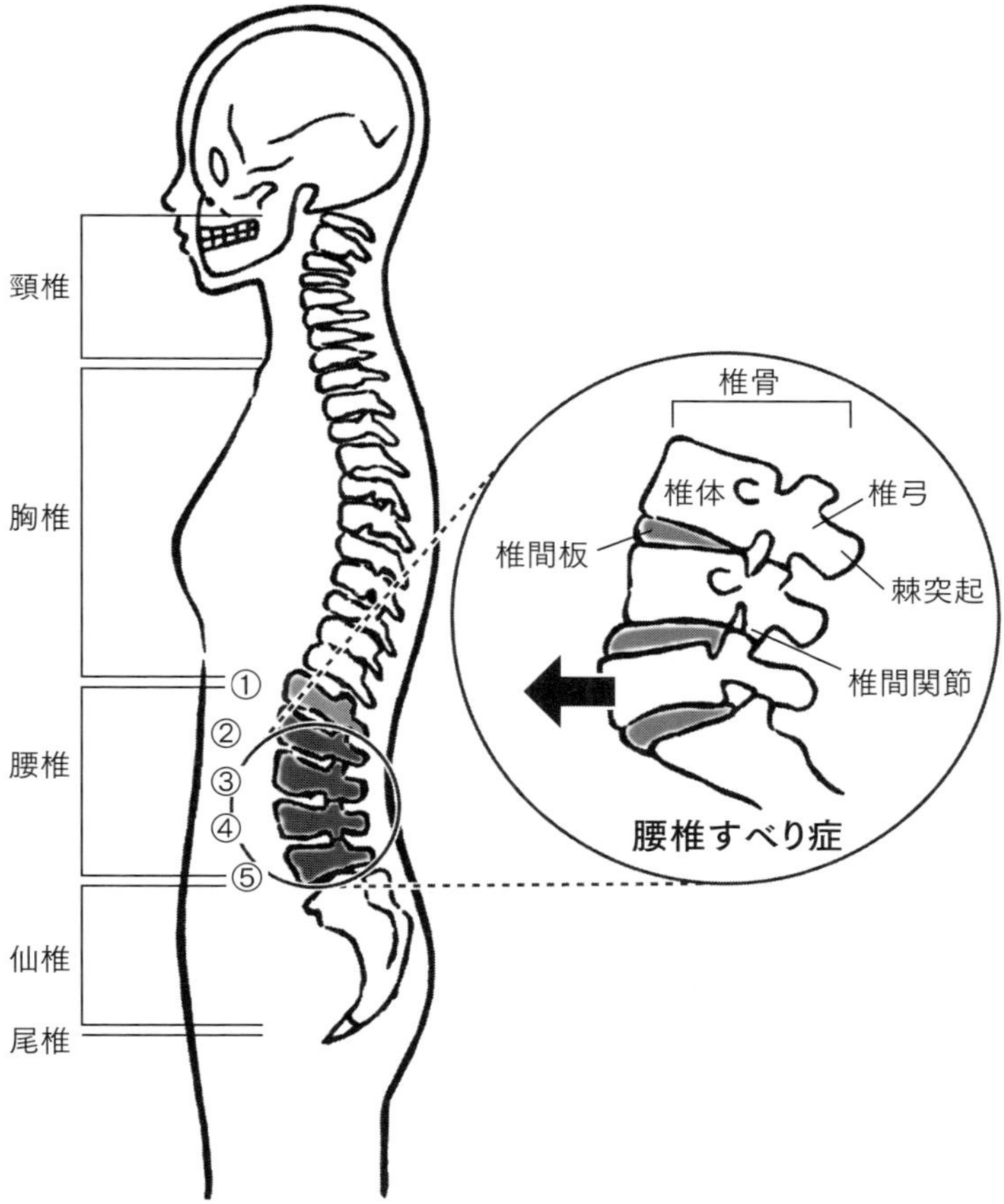

ながりが弱くなったり、椎間関節が壊れたりするなどの原因で、腰椎が正常な位置から前方、あるいは後方にずれてしまうことがあります。これが「腰椎すべり症」で、とくに第4腰椎と第5腰椎のあいだに多く生じます。

腰椎すべり症は、その原因によって、次にあげる「変性すべり症」と「分離すべり症」に分けられます（そのほか、発育の問題で起こる「形成不全すべり症」がありますが、本書ではふれません）。

〈腰椎変性すべり症〉

原因ははっきりしていませんが、加齢によって椎間板や靭帯、椎間関節などが変性することで腰椎にずれ（すべり）が生じるといわれています。すべり症のなかでいちばん一般的で、第4腰椎がすべっているケースがもっとも多く、次に第5腰椎、第3腰椎に見られます。

〈腰椎分離すべり症〉

腰椎分離症が原因ですべりが発症すると考えられています。分離症は、椎体《ついたい》と椎弓《ついきゅう》が分離している、つまり骨折などにより背骨の前の部分（椎体）と後ろ側の部分（椎

変性すべり症と分離すべり症

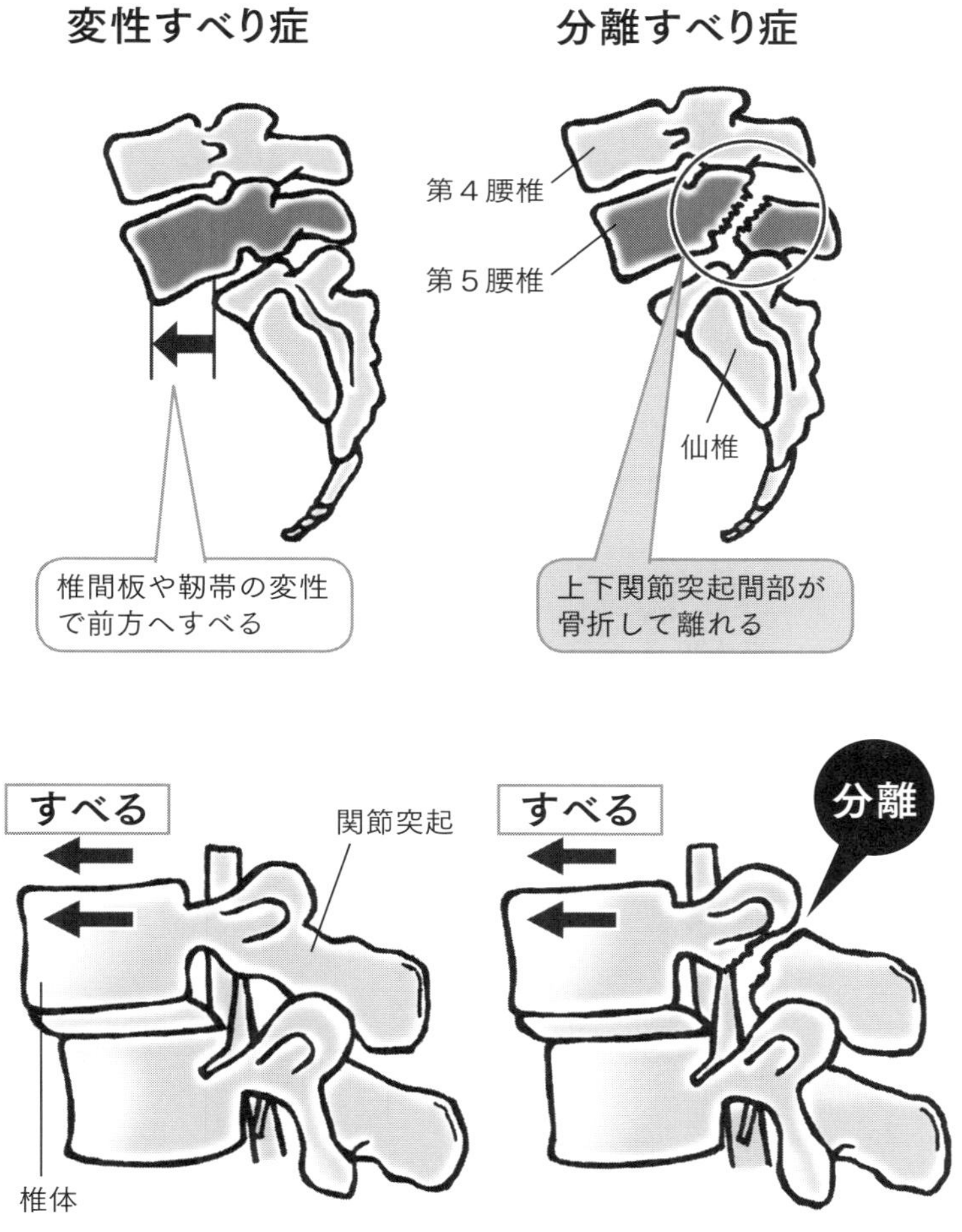

弓）が離れ離れの状態になるもので、それが放置されたことで、上下の骨にすべりが生じるケースがあるのです。第5腰椎にもっとも多く、次に第3腰椎に見られます。

変性すべり症・分離すべり症ともに、おもな症状としてあげられるのが腰痛で、さらに長時間歩いたり、動いたりすると下肢に痛みやシビレが表れることもあるとされています。

腰椎すべり症の一般的な治療法

変性すべり症・分離すべり症ともに、ＭＲＩなどの画像上でずれ（すべり）が認められても、とくに症状がない場合には積極的な治療は行いません。

痛みがある場合は、まず、次のような保存的療法を行います。

・消炎鎮痛剤や筋弛緩剤などの内服薬と湿布剤などの外用薬による薬物療法
・腰にかかる負担を減らすためのコルセット着用による装具療法
・軽い体操や電気刺激、マッサージ、温熱などの理学療法

・痛みのある場所に局所麻酔薬や抗炎症薬のブロック注射をする神経ブロック療法

こうした治療で改善が見られれば、ストレッチや筋力を強化する運動などのリハビリを続けて様子を見ることになります。

しかし、保存的療法を十分に行っても思わしい結果が得られず、生活に支障が出たり、さらに痛みが強くなったりするような場合には、手術療法が検討されます。

手術には、大きく分けて２つの方法があります（いずれも全身麻酔が必要）。

・除圧術…ずれて神経を圧迫し、痛みを起こしている部分の骨だけを削って、その圧力を取り除く方法。すべっている部分の骨の動きが小さく、安定しているケースに適用される。

・固定術…すべりを起こしている部分に不安定性がある場合に、骨を削るだけでなく、自分の骨や金属などを用いて脊椎を固定する方法。術後は、固定した部分が安定するまでコルセットを装着する必要がある。

「腰椎すべり症」は高齢女性に多いといわれるけれど……

年齢とともにすべり症の発見率が上がる

ここ数年、「腰痛で病院に行ったら、腰椎すべり症と診断された」という方が多くなっているようですが、なぜでしょうか。

じつは、これには日本が超高齢社会であることが関係しています。

２０１７年に、和歌山県立医科大学と東京大学22世紀医療センター関節疾患総合研究講座が共同で大規模な疫学調査を行いました。

和歌山県と東京・板橋区の一般住民１０００人を対象とした調査で、それによれば、腰椎変性すべり症の発見率は、年齢が高くなるほど増える傾向が認められるとされています（次ページ図参照）。

年齢別・性別による腰椎すべり症の罹患率

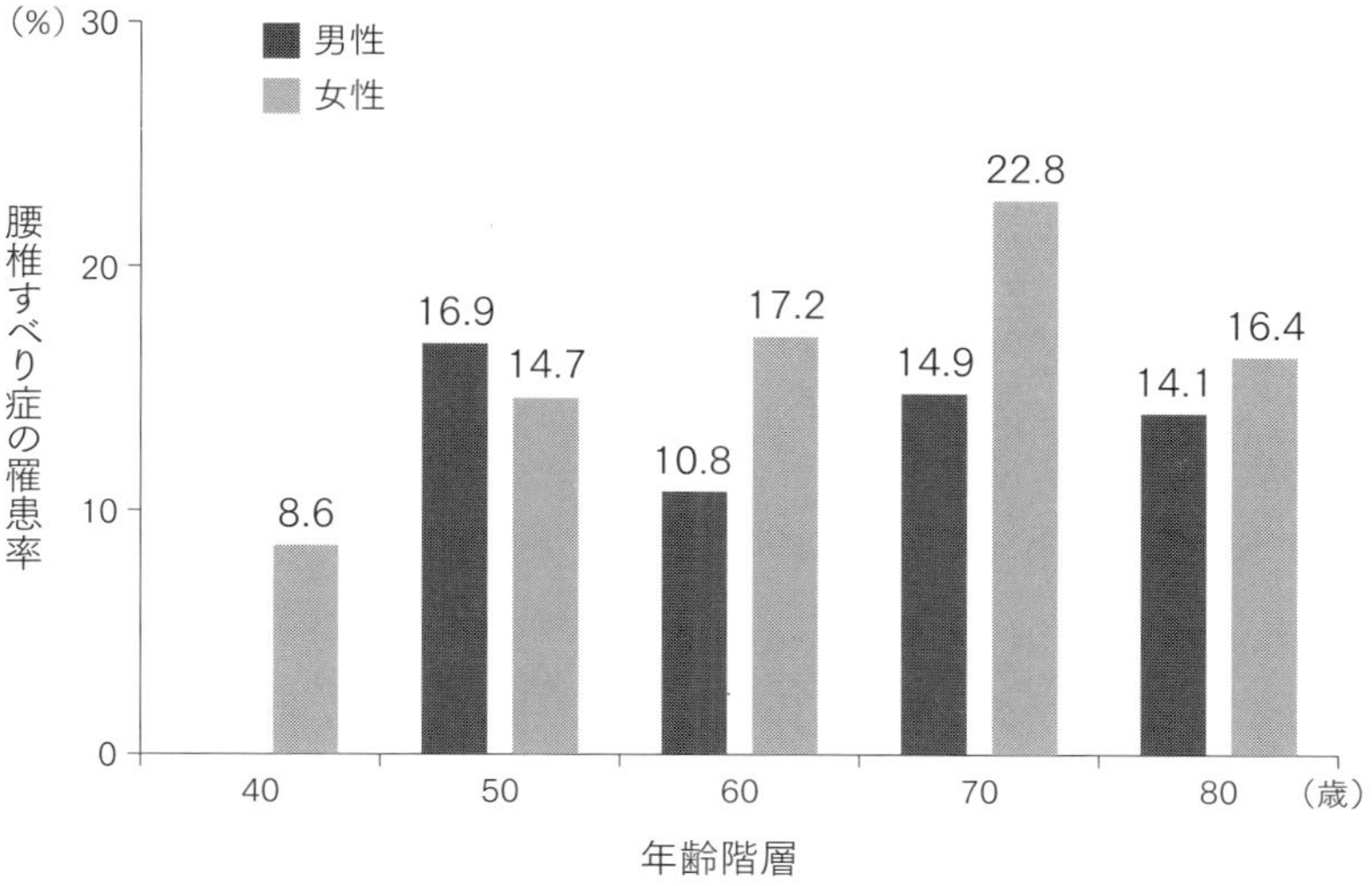

出典：Ishimoto Y, Yoshimura N, Muraki S: Association of lumbar spondylolisthesis with low back pain and symptomatic lumbar spinal stenosis in a population-based cohort. Spine 42(11); 666-671, 2017

日本では高齢者の絶対数が増えているので、腰椎すべり症と診断される人が昔と比べて増えているとしても不思議ではないのです。

とくに、女性の場合、70歳代までは、年齢が上がるほど、腰椎すべり症の発見率が増加傾向にあることが報告されています。

日本人女性の平均寿命は男性より長くなっていますから、「腰椎すべり症」と診断される中高年女性の絶対数が昔よりも多くなっている可能性は高いといえるでしょう。

また、海外で行われたさまざまな研究を分析してみると、男性よりも女性のほうが、変性すべり症と診断される割合は多いとされています。

先ほどの和歌山県立医科大学の調査では、腰痛のある人、ない人を問わず、レントゲンですべり症だとわかったのは15・8パーセントでした。

これはすべり症だけを調べる目的ではなく、さまざまな健康調査の一環として、レントゲン写真を撮ってわかったというものです。

男性では13パーセント、女性では17・1パーセントで、やはり男性よりも女性のほうが多い傾向にあるといえますが、統計的には有意差はないと結論づけられています。

女性と腰椎すべり症の関係

いま、海外のデータで「女性の場合、70歳代までは、年齢が上がるほどすべり症の発見率が増加傾向にある」とお話ししました。

ただ、これは「発見率」の増加であって、年齢とともに腰椎がすべりやすくなって

レントゲン所見とすべり症の関連性

	すべり症との関連性〈リスク因子〉
腰仙角《ようせんかく》	不明
腰椎前彎《ようついぜんわん》	不明
椎間関節傾斜角《ついかんかんせつけいしゃかく》	あり
骨盤傾斜角	不明

出典：DeVine JG, Schenk-Kisser JM, Skelly AC: Risk factors for degenerative spondylolisthesis: a systematic review. Evid Based Spine Care J 3(2); 25-34, 2012

いるかどうかはよくわかっていません。

たしかに、腰椎すべり症と女性の年齢の関連については、理屈で考えれば、閉経などによって女性ホルモンが減り、筋肉量も落ちて、骨粗鬆症などによって骨が体重を支えきれなくなる高齢者のほうが生じやすくなりそうではあります。

しかし、じつは、なぜすべりやすくなるかを裏付けるデータは、私が知るかぎり、いまのところ存在しません。

つまり、年齢とすべりの起こりやすさの関係はよくわからないといえます。

そのため、年齢が上がってもすべりやすさは変わらないという医師もいれば、年齢とともに腰椎が変性してすべりやすくなるという医師もいて、ほんとうのところ因果関係は定かではないのです。

また、女性の体型と腰椎変性すべり症との関連についても、それを示すデータはありません。

ただ、体の構造的な面でいえば、腰椎変性すべり症と腰椎の椎間関節傾斜角の関連性は示されています。

一方、腰椎前彎《ぜんわん》の度合いや骨盤傾斜角と腰椎変性すべり症との関連性ははっきりとわかっていないのです。

その痛みの原因は、ほんとうに「腰椎すべり症」？

腰痛の85パーセントは原因が特定できない

さて、ここまで腰椎すべり症についてお話ししてきました。そこで、みなさんにあらためて考えていただきたいことがあります。

「あなたの腰の痛みの原因は何でしょうか？」

「もちろん、腰椎すべり症です」と答える方が多いと思います。腰が痛くて病院に行き、「腰椎変性すべり症ですね」「腰椎が分離してますすね」と診断されたのですから、当然かもしれません。

でも、ちょっと待ってください。

腰椎すべり症の場合も、ほかの腰痛と同じように、急に痛みが出る人もあれば、徐々に痛みが強くなる人、なかなか痛みが治らない人などがいます。すべり症特有の痛みの出方というのはありません。

では、どうして「腰椎すべり症による腰痛」と診断されるかといえば、レントゲン撮影やＭＲＩ検査を行ったら、腰椎がすべっていることが画像で判明したので、医師はそれをもとに、「この患者さんは腰が痛くて、かつ腰椎がすべっているから、すべり症」と判断しているにすぎないといえます。

みなさん、驚かれるかもしれませんが、これだけ腰痛に悩む人が多いにもかかわらず、原因が特定できるのは15パーセント前後で、約85パーセントは原因不明といわれています。これはすべり症についても同じことです。

20ページでふれた調査によれば、腰椎がすべっていることが画像に写っている人のうち、実際に腰の痛みを感じている人は半数に満たなかったのです。半分以上の人は、痛みなどは訴えていません。

つまり、画像から腰椎がすべっていることが明らかであっても、必ずしもそれが腰痛の原因であるかどうかまではわからないのです。

「すべり症」と判断された人、されなかった人、それぞれにおける腰痛、症候性腰部脊柱管狭窄症の罹患率

	腰痛			症候性腰部脊柱管狭窄症		
	全体 371名	男性 111名	女性 260名	全体 84名	男性 29名	女性 55名
すべり症あり 148名	69/148 (46.9%)	17/40 (42.5%)	52/108 (48.2%)	23/148 (15.5%)	8/40 (20.0%)	15/108 (13.9%)
すべり症なし 790名	302/790 (38.2%)	94/268 (35.1%)	208/522 (39.9%)	61/790 (7.7%)	21/268 (7.8%)	40/522 (7.7%)

出典：Ishimoto Y, Yoshimura N, Muraki S: Association of lumbar spondylolisthesis with low back pain and symptomatic lumbar spinal stenosis in a population-based cohort. Spine 42(11); 666-671, 2017

外国の症例ですが、素人目にもかなりひどいすべり症であることがわかるMRI画像があります（29ページのイラストはその画像をもとに作成）。ところが、このMRIを撮ったときには、本人には痛みも何もなかったそうです。

患者さんは若い女性で、以前、腰痛を患《わずら》ったことがあり、理学療法や体操などでいったん治ったものの、また腰痛になる心配がないかどうか画像を撮ったところ、すべっていることがわかったそうです。

ここ7年間は腰痛はなく、調子のいい状態が続いていたといいますが、MRI画像ではこれだけすべっているわけです。

普通なら、ここまですべっていたら、腰痛や

足がしびれるなどの症状が出ている、あるいは内臓のどこかに不調が表れていてもおかしくない状況です。でも、本人はまったく痛みも不調も感じていなかったというのです。

「理論」にとらわれすぎてはいけない

私たちはどうしても「理論」で物事を決めつけてしまいがちです。「理論」にとらわれすぎると、それに矛盾した「事実」が表れてもそれを見落としたり、受け入れられなかったりします。

腰痛とすべり症との関係においては、「腰椎がずれていると神経が圧迫されて痛みを引き起こす」というのが一般的に信じられている「理論」です。

それに対して、「腰椎がずれていても症状が出ていないケースが大半」というのが「事実」です。

「ずれているから神経を圧迫して」という理論が絶対正しいのだと思い込むことで、「ずれていても症状が出ない場合のほうが多い」という事実があるにもかかわら

重度のすべり症にもかかわらず痛みがない

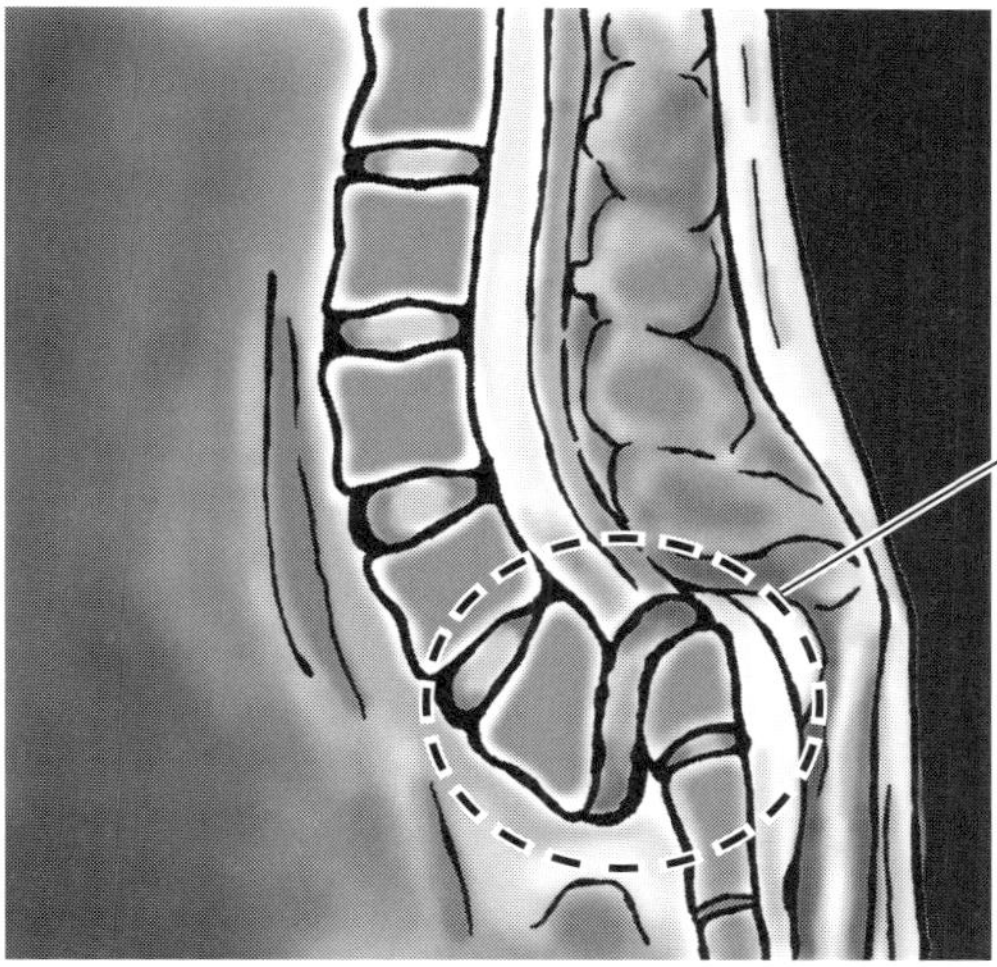

出典：Elliott J, Fleming H, Tucker K: Asymptomatic spondylolisthesis and pregnancy. JOSPT 40(5); 324, 2010

ず、体と心の自由を縛ってしまうのはやめましょう。

理論は知っておきながらも、果たして自分の場合はそれが当てはまるのかを冷静に判断することが大切です。理論にとらわれすぎてはいけないのです。

そして、すべっている状態は変わらなくても、その人にあったストレッチや姿勢を着実に続ければ、たいていの場合、症状は改善するのです。

すべっている事実が変わらなくても、痛みは改善する

形を治すことだけにとらわれない

「すべっていても、痛みは改善する」

これがわかるだけでも、ぐっと気持ちがラクになりませんか。

実際、病院で腰椎すべり症と診断された患者さんのなかには、私の指導を受けて、日々の心のもち方を変え、マッケンジー法®によるマネジメントを行って痛みが改善した方はたくさんいます。でも、その方々のレントゲン撮影やＭＲＩ検査を行ってみると、すべっているという所見は変わりません。画像ではやはりすべっているわけです。でも、痛みはちゃんと改善している。では、すべっていることに恐れおののいたのは何だったのか、ということになるわけです。

もちろん、本来はきれいに並んで自分の体を支えるはずの腰椎が、前や後ろにずれたり、分離したりしている画像を見せられて、衝撃を受けない方はいないでしょう。そして、「何とかして、元の形に戻したい。そうしなければ、腰の痛みだけじゃなく、もっと大変なことになるに違いない」と思い込むのも無理はありません。

でも、形的に戻すとなったら、薬や体操だけでは無理ですから、手術をする必要があります。先ほどお話ししたように、手術で骨を削り、自分の骨や金属でとめるなどして固定するわけです。

たしかに、こうした手術によって形はもどすことができますが、もどしても、また徐々にすべっていくことがあります。手術をしてしばらくは調子が良かったのに、手術をした場所の上や下の部分に問題が起こり、また痛みが出てきたという人も多いのです。ですから、手術をするかどうかは、かなり慎重に考えなければなりません。

手術とは、ある意味、人工的に体に傷をつけることですから、とくに高齢者の場合は、体への負担が大きくなります。術後の合併症の心配や、リハビリの大変さなどを考えると、手術以外の方法で痛みを改善させることに取り組んでほしいと思います。

「腰椎すべり症」との上手なつきあい方

「すべり症」という言葉が不安感を与えている

腰椎すべり症にかぎらず、医療の現場では、診断名にショックを受ける患者さんが多いものです。

たとえば、椎間板ヘルニアは症状が出ていない人にも意外に見つかるものなので、それほど心配することはないのですが、人によっては「軟骨が出ている」ということがイメージとして衝撃的なため、ショックを受けることがあります。

ことに最近、「すべり症」という言葉が先行して、これが一般の方々に余計な不安感を与えている面があることは否めないと思います。

そもそも、「腰椎すべり症」という名称が誤解を生じやすいと考えられます。先ほど説明したように、腰椎すべり症とは、上下の腰椎の骨が互いに前後にずれている病態とされています。

繰り返しになりますが、実際に症状があるかないかに関係なく、この前後にずれている状態が認められれば、「腰椎すべり症」と判断されます。語尾に「○○症」とつくと、あたかも痛みなどの症状が出ているようにとらえがちですが、必ずしもそうとはかぎりません。

にもかかわらず、「すべっています」と聞いただけで、精神的にダメージを受け、必要以上に心配して、自分で勝手に判断し、これまでやっていたことをやめ、日常生活を自分でせばめてしまう人が大勢います。

やっても問題がない、むしろやったほうが体にいいことでも、怖いからやめておこうというマイナス思考に陥る方が多いのです。

「すべっている」ことは頭の片隅に置けば十分

もちろん、すべり症と診断された人がみんな痛みがないというわけではありません。また、それが腰痛の原因ではないとする証明もないのです。

すべっているという事実と、腰が痛いという症状が実際に結びついている方と、原因でもないしまったく関係がないという方がいる、ということを理解しておいてほしいと思います。

ちなみに、私自身は、腰椎のすべりが腰痛の原因である人は少数ながら存在するものの、原因ではない人のほうがはるかに多いと感じています。

ですから、すべり症と診断されたということよりも、腰が痛いという症状をどう緩和していくかを考えるほうが大事だということです。

そのためにも、「すべっている」という事実は、頭の真ん中ではなく、片隅に置くようにしてください。

「すべり症」と診断されたことをドーンと中心に置いて、どうしよう、どうしようと怖がるのではなく、冷静になっていただきたいのです。

そして、すべっているという事実と、腰の痛みという症状が、ほんとうに関連しているのかどうか、専門の先生にきちんと相談をしてほしいと思います。

画像や形にばかり頼る専門家では意味がない

病院で画像から腰椎すべり症と診断され、お医者さんからはさらに、

「このままにしておくと、痛みがどんどんひどくなりますよ」

「いずれ歩けなくなるかもしれません」

「脊柱管狭窄症になる可能性が高いです」

などと言われることがあります。

いま、「専門の先生にきちんと相談を」と言いましたが、画像を見て、すべっていることが腰痛の原因だと思い込んでいるような〝専門家〟では何の解決にもなりません。

また、見た目の形にもあまりとらわれないほうがいいと思っています。

たとえば、パッと見たときに、「反り腰」の方がいます。反り腰の方は腰痛もちだとか、腰痛になりやすいといわれますが、必ずしも、そうとはかぎりません。

腰椎前彎の比較図

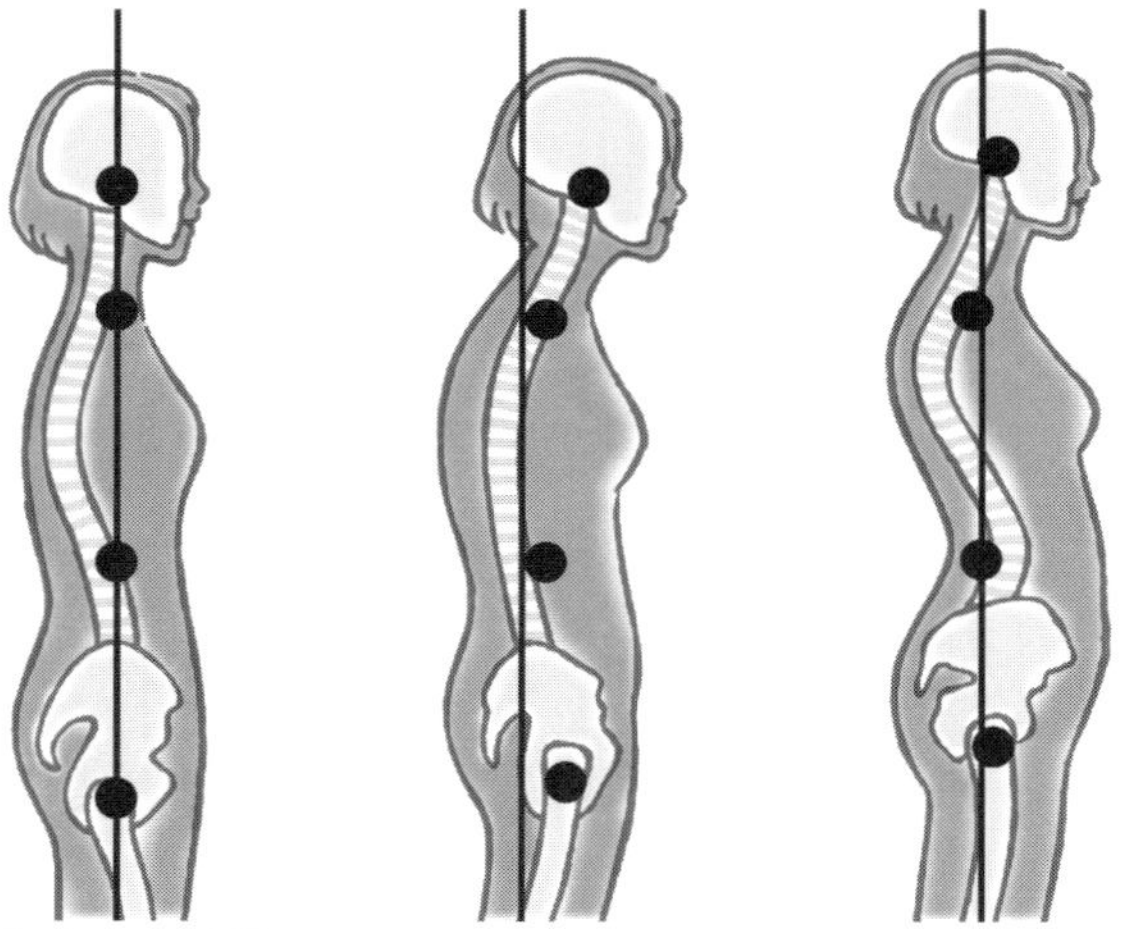

むしろ反り腰とは逆の形である腰椎前彎減少が、腰痛と関連しているとする研究※もあります。

画像と同様に、ただたんに形だけを見て、腰痛になりやすい・なりにくい、腰痛がある・ないと判断するのは、あまり意味がないように思います。

それよりは、「実際にどういう姿勢・動作で腰に痛みが出るか・痛みが減るか」という情報のほうが、その人の痛みにとっていいこと・悪いことが的確に判断できると考えています。

次の章でくわしくお話ししますが、私ども

※出典：Chun S, Lum C, Kim K: The relationships between low back pain and lumbar lordosis: a systematic review and meta-analysis. The Spine Journal 17; 1180-1191, 2017

が行っているマッケンジー法®では、画像や見た目の形、身体的な理論だけで判断することはありません。その方のお話をとことんうかがい、「画像は画像でわかりました。でも、その画像は横に置いておきましょう」という考えで、まずマッケンジー法®なりの検査を行います。

患者さんに実際に体を動かしていただく、あるいは特定の姿勢をとっていただき、それによって、痛みや症状がどう変化するのか、どう良くなっているかを調べていくのです（63ページ参照）。

そして、こういうストレッチをやったら痛みがラクになったという事実にもとづいて、その方にあったエクササイズや対策を考えていきます。

痛みを改善させるためには、画像や見た目の形、身体的な理論に過度にとらわれないことが肝心です。

痛みの本質を知ることが大切

痛みは主観である

痛みというのはとても主観的なもので、「自分がどう感じるか」です。病態や形の異常がどうかというだけではなく、その人の気のもち方や取り巻く環境によって主観は影響されます。「痛みは主観である」というのはじつは非常に重要なポイントです。主観、つまり自分自身がどう思うか、どう感じるかというのは、自分自身に物事の意味づけや価値づけをする最終決定権があるということにほかならないからです。

主観である痛みには、さまざまな要素が影響を及ぼします。体の状態はもちろんのこと、心や環境によっても変幻自在に痛みの感じ方は変わります。たとえ、体の状態が変わらなくても、嬉しいときや何かに夢中になっているときは、つい痛みを忘れてしまったということは、多くの人が経験していることでしょう。

逆に気持ちが落ち込んでいるときやイライラしているときは、余計に痛みをつらく感じるようなこともあるでしょう。つまり、痛みとはさまざまな要素によって良くなったり悪くなったりするのです。

痛みに影響を及ぼす要素には「変えられること」と「変えられないこと」がありま す。たとえば、変えられない例は、年齢、性別、人種です。

一方、「変えられること（可能性の大小はあるでしょうが）」は「変えられないこと」よりもはるかに多いのです。「変えられること」は、体の面でも心の面でも環境の面でもいろいろあります。筋肉量、柔軟性、心のもち方、性格、家族関係、職場環境など、数え切れないくらいあります。

こうした「変えられること」と「変えられないこと」が互いに影響しあいながら、主観である痛みを感じたり、感じなかったりするのです。そして、「変えられること」は「変えられないこと」よりもはるかに大きな影響力をもっていて、「変えられること」こそがあなたの人生を左右するのです。

「痛みを治す」より「痛みをマネジメントする」へ

「痛みを治す」という考え

痛みについて、私もこれまで、いろいろな本や講演会で「治す」ということを書いたり話したりしてきました。しかし、最近は、「治す」という考え方よりも「マネジメントする」という考えのほうが良いと考えています。

「治す」という考えでは、原因を見つけてそれを正さなければならない、もし原因がわからなければ、あるいはわかってもそれを正せなければ痛みは治らない、治せないということになります。原因が突き止められるのであれば、この考え方でも悪くはないと思います。

しかし、先にも述べたように、腰痛で原因が特定できるとされるのはせいぜい15

パーセント程度にすぎません。少なくとも85パーセントの人は、原因は特定できないのです。

つまり、「治す」という考え方ではほとんどの腰痛は治せないということになってしまいます。

「痛みをマネジメントする」という考え

「痛みをマネジメントする」という考えでは、痛みに悩む人が再び痛みに悩まされない人生を取り戻すことを目標にします。痛みの原因を追究するという観点だけでなく、原因がわからないとしても、また今の医療では治せないとしても、その人がもっている「変えられること」を最大限に活用して、痛みにとらわれない幸せな人生を取り戻してゆくのです。

この「変えられること」というのは幸いにして、あなた自身が見つけられることでもあるのです。

最初は自分では見つけられなくても、担当になったセラピストや家族、友人など周囲からの助言や支援を受けて初めて気づくこともあります。いずれにしてもあなたが見つけるものです。

このようにして見つけた「変えられること」を最大限に活用することで、「変えられないこと」を克服して、再びあなたらしい人生を取り戻すことができるのです。

「変えられること」こそが、痛みに悩まない、痛みにとらわれない明るい将来をあなたにもたらしてくれます。そして、その「変えられること」を、あなた自身が見つけ、活用して、あなたらしい人生を取り戻す。その歩みの主役はあなた自身であって、他の誰でもありません。

すべり症ということでいえば、たとえ「腰椎がずれている」という形の異常は変えられないとしても、あなた自身に備わっている「変えられること」を上手に活用して痛みを解消し、痛みにとらわれない人生にすることは可能なのです。

「自己暗示」が痛みを悪化させてしまう

自分のイメージしだいで痛みは強くも弱くもなる

イメージというのは、その人の行動に非常に大きな影響を与えます。じつは、腰痛の早い段階でMRIを撮った人ほど、撮らない人に比べて予後が悪いという結果が出ているのです。

それはおそらく、「形の異常を表している」画像にとらわれすぎることが影響しているのだと思います。

なまじ画像を見たがために、

「こんなに変形しているのだから、もう無理をしてはいけない。これ以上変形したらどうなるんだろう……」

業務への影響

診断	休業者割合	休業日数（平均）
坐骨神経痛		
MRIなし	1.0	50日
早期MRI	3.6倍※	184日
非特異的腰痛		
MRIなし	1.0	44日
早期MRI	3.1倍※	165日

※MRIなしの場合を、1.0として

出典：Webster BS, Bauer AZ, Choi Y: Iatrogenic consequences of early magnetic resonance imaging in acute, work-related, disabling low back pain. Spine 38(22); 1939-1946, 2013

と怖くなり、それまでは普通に子どもや孫を抱っこしたり荷物をもったりしていたのに、「これはやらない」「あれもやらない」となるケースが多くなるようです。

いままでできていたことができなくなるのですから、当然、ADL（日常生活動作）の点数が下がってきます。

人間の体には使わないとダメになる、弱くなるという要素があります。いままでやっていたからこそ保たれていた部分が保てなくなり、筋肉も落ちることで、さらに痛みを感じやすくなったり、痛みが出やすくなったりすることもあります。

このように、活動性が落ちていく人ほど、痛みを強く感じる傾向があるといえるでしょう。そして、痛みが強くなるから、ますます守りに入って体を動かさなくなるという〝負のスパイラル〟に陥っていきます。

私がすすめるエクササイズにしても、

「よその病院でやっちゃいけないと言われたので」

「やったらもっと痛くなると思って……」

「やるのが怖いのでやりませんでした」

と、やらない理由を述べる方がいます。

ところが、実際にやっていただくと、問題なくできるのです。そこで、

「でも、いまちゃんとできましたよね」

「はい、できました」

「では、きちんとやってきてください」

「わかりました。やります」

となって、次のときに「どうでした?」と尋ねると、

「はい、痛みが軽くなりました」

といった答えが返ってきます。

痛みに悩まされてきたいままでの何年間は、いったい何だったんだろう、というようなやりとりは、臨床の現場ではよく見聞きするものです。

自己暗示を解いて気持ちをラクにする

結局、自分で自分をしばりつけて苦しんでいる人が多いのです。もちろん、患者さん自身が思い込んでいるという面もあります。ただ、多くの場合、医療関係者から言われ、自分は素人だからわからないということで、言われたとおりにやってがんじがらめになり、

「あれもできなくなった」

「これもできなくなった」

「以前は1万歩歩いていたのに、いまは5000歩しか歩けない」

「1カ月前には5000歩歩けたけど、最近は3000歩でもしんどくなってきた」

というように、だんだん能力が落ちていくわけです。

そして、いったん「３０００歩しか歩けなくなった」と思い込んだら、自己暗示にかかって、あとはさらに落ちていくだけです。

先ほども言いましたが、痛みというのは主観的なものなので、その人の感じ方しだいです。自己暗示によって、いくらでもひどく感じることがある一方、むしろ痛みを感じにくいような心理状態になることもあるのですが、残念なことに、痛みを感じやすいような自己暗示をかけている人がけっこう多いのです。

いま、体自体は何もいじらなくても、そうしたマイナスの自己暗示を解くようなアドバイスやコンサルテーションをすることで、その人の気持ちをラクにし、自由に動けるようにすることが注目を集めています。

私はこの本にも、そんな効果があると思っています。

医師に気持ちをきちんと伝えるには

痛みをとるためには心へのアプローチが欠かせない

何年か前から、「腰痛はストレスからくる」と言われるようになり、テレビ番組などでも腰痛とストレスの関連性がクローズアップされるようになりました。

でも、痛みに心の問題がかかわっているのは、いまの人にかぎったことではありません。昔からそうだったのです。ただ、昔は体を治すことばかりが考えられていて、あまり心の要素については着目されず、「そんなのは気のせいだ」という感じで片づけられていたのです。

私は、やはり、心の部分にもきちんとアプローチをしなければ、痛みへの正しい対策をとることはできないと考えています。

検査による数値がどうだ、画像がどうだというのではなく、医療者がきちんと患者さんの話を聞き、改善の余地があることを伝えられれば、体の部分に何も触らなくても、痛みがいい方向に向かうケースは多いのです。

本人が「安心感」と「希望」を得るということがポイントで、これがあるだけで、同じことをやっても効果が出やすくなります。

そのためには、医療者が患者さんとどれだけ対話をし、コミュニケーションをとれるかが非常に大事になります。ただ、いまはお医者さんも大変忙しいため、いわゆる「3分診療」で、5分も時間をかけたら、「あなたのためにだいぶ時間を割いたよ」という感じになっているのが現状です。

患者さんのほうには、「あれも聞きたい」「こんなことも相談したい」という気持ちがあるのに、医師から一方的に、「じゃ、お薬を出しておきますから、次はいついつにいらしてください。では、お大事に」と言われて終わってしまうわけです。

こうした状況において、医療者が問診の時間をきちんととるとか、患者さんが話しやすいような雰囲気をつくるというのは、もちろん大事なことですが、同時に、患者さん自身も、事前に自分の症状や考えをノートなどに書いておく必要があります。

書くことによって、考えや気持ちを整理することができるだけでなく、自分自身の痛みと向き合うことができます。それもまた一つのアウトプットであり、自分で書くことで安心できるという部分があるのです。

こうしたことが整理できていないと、医師に「聞いて、聞いて」と思っていても、いざというときにうまく伝えられなかったり、支離滅裂な話になって時間だけが過ぎてしまったりということになります。

これは、はっきり言って、現場の人間にとっても困ったことです。

とくに高齢者の場合は、とても大事だと思います。お医者さんの前では緊張して、あるいは怖くて話せない、となるなら、あらかじめ言いたいことを紙やノートにまとめておけばいいのです。

医療者と患者さんが、互いに「やってくれない」「わかってくれない」と相手を責めるのではなくて、自分たちがそれぞれできることをやっていかなければならないと思っています。

「腰痛日記」や「腰痛ノート」で自分で治す覚悟をもとう

痛みの自己管理につながる

これはとても大事なことですが、お医者さんに行く前に、自分の気持ちや考えをまとめておくだけでなく、「私はこういうときに腰が痛くなった」というような症状の経過を書き出しておきましょう。

いわば、自分なりの「腰痛日記」や「腰痛ノート」をつくるのです。

日々やっていることと、そのときの痛みの具合を書き出すことで、お医者さんとのコミュニケーションがスムーズになるだけでなく、自分で姿勢や動作と痛みの関連性を見出せるようになります。

実際に、問診で、

「痛みはどういうときに強くなりましたか」

「どうしたら痛みが和らぎましたか」

と尋ねると、

「そんなこと考えていなかった」

「いや、ちょっとわからない」

と言われることがよくあります。

でも、ほんとうは痛みが強くなったり、和らいだりしたときがあるはずなのです。ただ、自分で何も考えていない生活をしていると、その関係性がわかりません。そこがきちんとわかれば、私たち医療者も話を聞いて、「ああ、そういう姿勢のときに痛みが出るんだ」と理解し、対策がとれるわけです。

ですから、自分自身できちんと意識しながら生活し、書きとめておくことが大切なのです。書きとめたものと、本人のお話の両方があれば信頼性も高まり、私たち医療者も判断を誤りにくくなります。

「腰痛日記」にはどんなことを書いていけばいいのか、一例をあげておきましょう。

腰痛日記の記入例

4月20日　曇り

・朝起きようとしたときに腰がこわばる感じで、軽い痛みあり。スッと布団から起き上がれなかった。

・朝食のしたくで30分ほど立っていたら、痛みが強くなった。

・午前中に掃除機をかけていたら、さらに痛みが増し、途中で休む。腰の屈伸をすると、少しラクになった。

・夜、お風呂で温まると、腰の張りが和らいだ。

5月3日　晴

・孫が遊びにきたので、抱っこしようとかがんだときに、鈍い痛みを感じた。

・お天気がいいので、午後はみんなで散歩に出かけたが、20分ほど歩くと腰から足が痛む感じがした。少し休憩し、腰を反らしたら痛みが軽くなった。

・シャワーですませたせいか、ちょっと痛みが残る。

5月15日　雨のち曇り

・ここ数日、腰の痛みを感じなかった。

・お天気が悪いので、午前中は家でソファに座ってゆっくりテレビを見ていたら（2～3時間）、立ち上がるときに痛みがあった。

・買い物に出かけたとき、荷物をもっている側の腰に痛みを感じた。

・お風呂で温まったが、今日は痛みが引いた感じがしない。

このように書きとめておくと、自分自身でも、たとえば座っている時間が長いと痛みが強いことなどがわかって、座っている時間をなんとかしなければと考えるようになります。つまり、痛みの自己管理につながるわけです。

その意味で、「腰痛ノート」をつくって、痛みが出たときのことを記録しておくのも、とても効果があります。私がおすすめする「腰痛ノート」の記入例をあげておきます。書き方は自由ですので、ご自分でいろいろ工夫をしてみてください。

すべてを自己管理につなげていかないと、ほんとうの意味で痛みをとるということにはなりません。やはり自分で気づいて、自分でマネジメントする、すべてをそこに結びつけていく必要があります。

病院やクリニックでやることとは、そこに行くための通過点、結びつくための手段として私たちがアドバイスするものだと考えてほしいのです。

「先生に治してもらう、先生がメイン」ではなく、あくまでも自分がメインで、私たちはサブ的な、補助的なものなのです。「腰痛日記」や「腰痛ノート」は、自己管理のために大事な道具になりますから、ぜひ、つけてほしいと思います。

腰痛ノートの記入例

ヨ付：　　月　　日

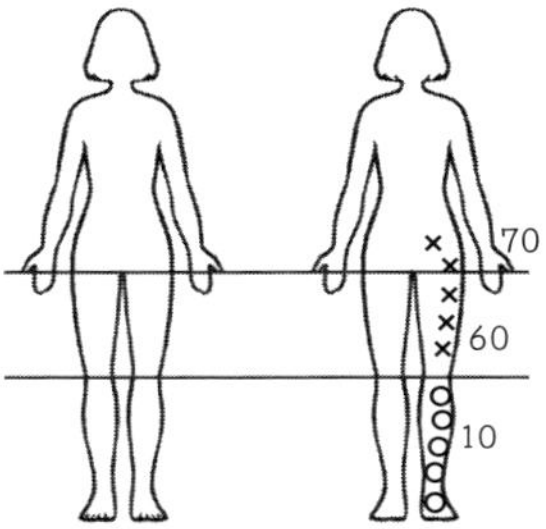

①症状の強さと場所

気にならない(0)　耐えがたいつらさ(100)

痛み：×

シビレ：○

②活動レベル到達度

全くできない(0)　全く問題なくできる(100)

活動１：歩く　20／100　300mくらい

活動２：洗顔、洗髪　20／100

活動３：睡眠　35／100　4、5回痛くて目が覚める

③エクササイズ、姿勢　実施状況

メニュー	回数／時間	頻度	効果（ある／ない／不明）
腰反らし（立って）	5－15回	6セット	ある場合、ない場合
腰反らし（うつぶせ）	10回	2セット	ある

▶姿勢　全然守れなかった(0)　完璧に守れた(100)

姿勢１：座っているとき　15／100

姿勢２：＿＿＿＿＿＿　／100

④感想、目標、反省点、気づき

・体操をすると痛みは和らぐ
・しかし、しばらくすると痛みがぶり返す
・姿勢がちゃんと守れなかったからなのかな……？
・もっと姿勢を気をつけてみよう！
・体操のやり方は正しくできているのかな？
・次回（3月1日）のリハビリ通院までに、もっと歩けるようになる！（40点くらいに）

腰痛ノート（原紙）

※コピーしてお使いください。
拡大すると書きやすいでしょう。

日付：　　月　　日

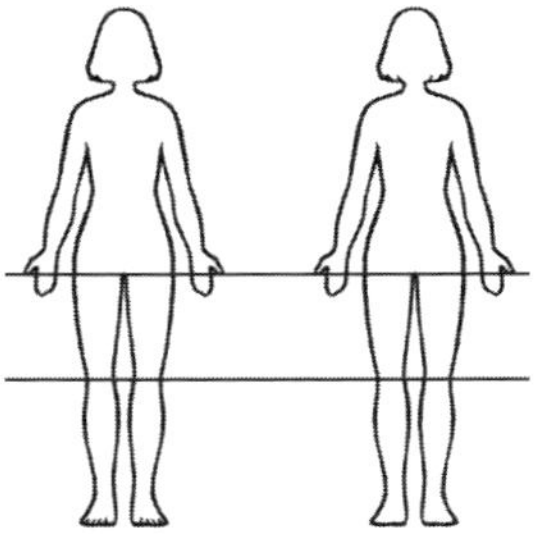

①症状の強さと場所

気にならない（0）　耐えがたいつらさ（100）

②活動レベル到達度

全くできない（0）　全く問題なくできる（100）

活動１：＿＿＿＿＿＿＿＿＿＿＿＿　　／100

活動２：＿＿＿＿＿＿＿＿＿＿＿＿　　／100

活動３：＿＿＿＿＿＿＿＿＿＿＿＿　　／100

③エクササイズ、姿勢　実施状況

メニュー	回数／時間	頻度	効果（ある／ない／不明）

▶姿勢　全然守れなかった（0）　完璧に守れた（100）

姿勢１：＿＿＿＿＿＿＿＿＿＿＿＿　　／100

姿勢２：＿＿＿＿＿＿＿＿＿＿＿＿　　／100

④感想、目標、反省点、気づき

Chapter 2

自由な生活を取り戻すためのマッケンジー法®

マネジメント成功のキモは「自分が主役になること」

前章で、腰の痛みをマネジメントし、幸せな人生を送るためには、他人まかせ、医者まかせではなく、あくまでも「自分が主役」でなければならないことをお話ししてきました。実際、痛みに対して他人まかせの人と、自分でなんとかしようとする人とでは、治りやすさ、つまり予後が異なります。その比較を研究したものもあり、他人まかせの人は、そうではない人に比べて、痛みや活動障害が重症である率が約5倍も高いというデータ※も出ています。ですから、マッケンジー法®をやってみようという方には、「腰痛は自分が主役にならなければ治りません（マネジメントできません）」という真理を、ぶれずに守ってくださるよう伝え続けています。

昨今、「たったこれだけで、腰痛を自分で治せる」というような情報が巷《ちまた》にあふれています。自分で治せるメニューを行って実際に痛みが改善した人もいれば改善しな

※出典：Carroll L, Mercado AC, Cassidy JD, 他：A population-based study of factors associated with combinations of active and passive coping with neck and low back pain. J Rehabil Med 34; 67-72, 2002

い人もいます。自分で治せるメニューを行ったという点では同じなのに、結果として改善した人がいる一方で、改善しなかった人もたくさんいます。その理由はいくつもあるでしょうが、ひとつには、自分で治せるメニューをどういう心の持ち方で行ったのかというのが関係しています。先ほど紹介したように、他人まかせの心持ちなのか、自分で何とかしようという心持ちなのかで、エクササイズの効果も変わってくるのです。このことは、私の経験からもいえます。

「自分で治す」のポイントは、単に自分でエクササイズすればよい、姿勢を直せばよいということではありません。ポイントは「治す主役は私自身なのだ、私の意志でこれをするのだ」と自覚するところにあるのです。自分が主役なのだと自覚して初めて、人は物事に対して「やる気」になり「本気」で取り組み、多少の困難があっても「根気」づよく目標達成に向けて続けられるのです。

同じエクササイズでも、自分の意志でやっているのか、他人にいわれたから仕方なくやっているのかで明らかに効果に差が出るのは当然のことでしょう。

このようにお話しすると、「マッケンジー法®」ってなんだか難しそう」と尻込みする方もいるかもしれません。実際に、クリニックなどで指導を受け、その効力は認めつつも、「毎日のエクササイズが大変で続けられない」という方もいます。一方で、マッケンジー法®によって痛みから解放された方は、みなさん、「続けられるかどうかは、自分自身の問題」だと気づき、明確な目的をもって取り組んでいます。

あなたも、「すべり症と診断されても痛みから解放され、自由で幸せな自分を取り戻す」という明確な目的をもち、自分の意志でこの本を手にとってくださったのですから大丈夫です。短期間で改善しなかったり、途中で停滞期があったりしても、その目的を忘れずに日々の生活リズムにエクササイズを組み込んでいけば、必ず痛みをマネジメントできるようになります。もし、マネジメント成功のキモは、自分が主役になることなのはわかったけれど、何をすればいいのかがわからない、ひとりでは心がくじけてしまう、この本で紹介されているエクササイズや姿勢を実行してもよくならないなどでお困りならば、どうかマッケンジー法®の認定セラピストにご相談ください。マッケンジー法®の認定セラピストは、あなたが主役で腰痛を改善できるように心身両面でサポートします。

あなたに自由な人生を取り戻すマッケンジー法®

一人ひとりにあった痛みのマネジメント法を提供

「腰椎がすべっている事実は変わらなくても、痛みの支配から自由になれる」

これはまさに、マッケンジー法®の考え方にもとづくものです。マッケンジー法®では、形の異常や解剖学的な観点ではなく、問診を重視し、さらに患者さんがどんな姿勢や動きをしたときに痛みが強くなるか、あるいは痛みが緩和されるかという理学検査をもとに、それぞれの患者さんに必要なマネジメントを提供しています。

問診では、これまでに腰痛を患ったことがあるか、どんなときに腰の痛みを感じるか、日々、腰痛を引き起こすような生活を送っていないか、重篤な病が隠れた腰痛である可能性はないかなどを、さまざまな質問によって確認していきます。

このときに役立つのが、先に紹介した「腰痛日記」「腰痛ノート」です。患者さんが緊張していてうまく話せない場合はもちろんのこと、「これはたいしたことじゃないから、話さなくてもいいかな」と自己判断して伝えてくれなかったことでも、記録として残っていれば、私たちにとって大切な判断材料になるのです。

ちなみに、問診に時間をかけ、丁寧にお話をうかがうと、それだけで安心感をもってくださる患者さんが多いと感じています。

「こんなに根気よく話を聞いてくれる先生に、初めて出会いました。ほんとうに嬉しかった」

「熱心にアドバイスをくださるので、とても心強いです」

「腰痛の件以外の気になるところも話していますが、何気ない会話から生活習慣の改善点を見抜き、指摘してもらえて感謝しています」

こうした、ありがたいお声をたくさんいただいています。

問診の後の理学検査では、「症状を短時間で改善させられる運動方向」を見つけることを最重要課題として、おもに反復運動検査と姿勢保持検査を行います。

マッケンジー法®で行われる標準的な運動検査

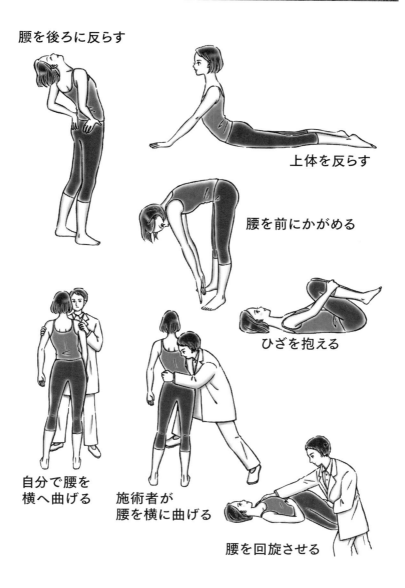

「症状を短時間で改善させられる運動方向」を見つけ出すことができれば、どんな方向への反復運動（エクササイズ）を行い、どんな姿勢をとれば腰痛が緩和されるかがわかり、患者さん自身による痛みのマネジメントができるようになります。

エクササイズには、

①腰を後ろに反らす
②腰を前にかがめる
③腰を横に曲げる
④腰を回旋させる

などさまざまなものがありますが、どのエクササイズが適しているかは、つねに一定ではありません。

最初は腰を反らすエクササイズが効果的であっても、痛みの症状が変化してくれば、それに適したものに切り替えていかなければならないのです。

そして、ここでもやはり、「いま、自分の痛みにはこのエクササイズや姿勢があっているのかどうか」を自分が主役になって判断することが求められます。

痛みの「中央化」と「末梢化」について

痛みを感じる場所や範囲は変わる

姿勢を変える、または何か動作をすることで、最初は腰の右側だけ痛かったのが、腰だけでなくお尻から太ももまで痛くなったり、最初は腰の右側が痛かったのが腰の真ん中が痛くなってきたりという現象が起きます。

このように、姿勢や動作によって痛みを感じる場所や範囲が変わる現象は、痛みのマネジメントによって非常に重要な要素となります。

痛みの中央化

特定の動作を繰り返し行ったり、特定の姿勢をとり続けたりした結果、それまで腰だけでなく臀部《でんぶ》や太もも、ふくらはぎなどにも広がっていた痛みが、腰の中心に向かって集まってくる現象です。この痛みの「中央化」は、マッケンジー法®では、腰痛の改善につながる反応ととらえています。こうした傾向が見られるエクササイズや姿勢は、日々の生活に積極的に取り入れて継続していくことが望ましいといえます。

痛みの末梢化

痛みの中央化とは逆に、痛みが広がっていく現象です。たとえば、最初は腰だけが痛かったのに、特定の動作を繰り返したり、特定の姿勢をとり続けたりした結果、その痛みが太ももやふくらはぎまで広がっていくということです。

当然、こうした傾向が見られるエクササイズや姿勢は、あなたの腰痛にとってプラスになりませんので、いったん中止しなければなりません。

自分の腰の痛みが「中央化」しているか「末梢化」しているか、つねに意識しておいてください。

痛みが中央化すると改善効果が表れている

中央化

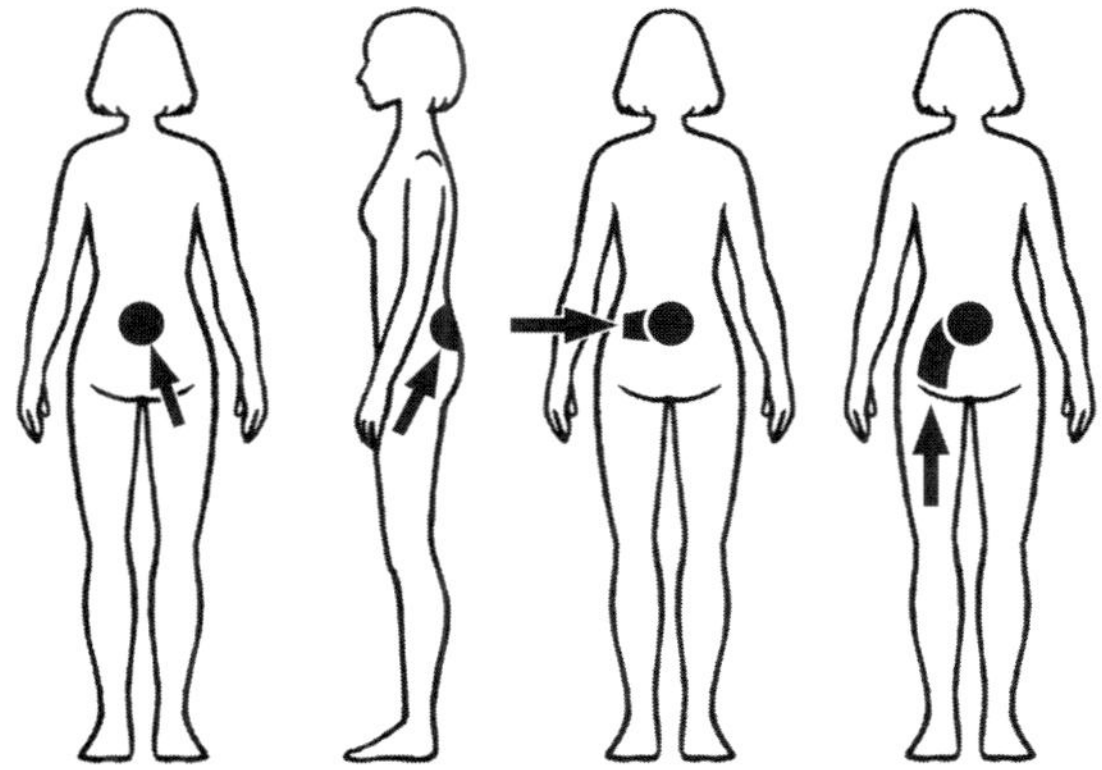

マッケンジー法®を行うと、痛みの場所が変わってきます。痛みが腰の中央部へ近づく（「中央化」する）と、効果が表れている証拠です。

末梢化

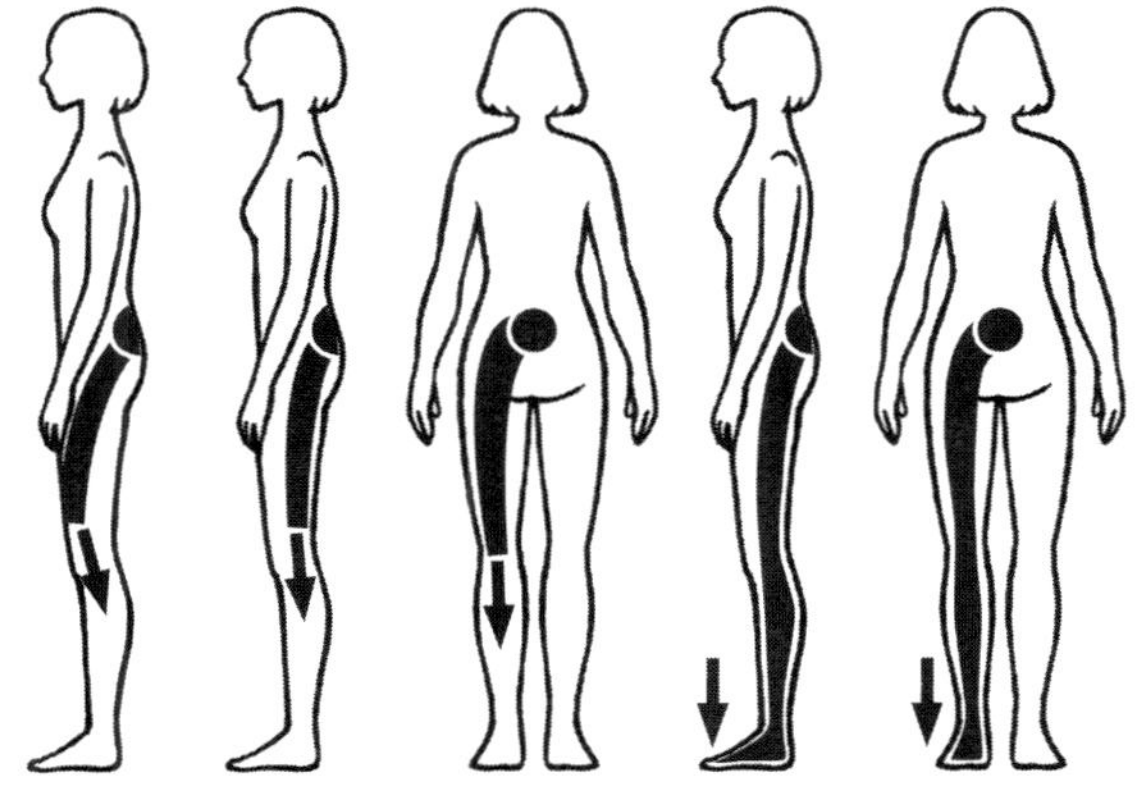

痛みが足のほうに広がっていく（末梢化）と、状態が悪化しているサインです。

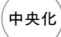

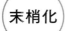

エクササイズや姿勢の効果と安全性を判断する基準

これだけは知っておきたい3つの判断基準

では、自分がやっているエクササイズや姿勢が、今の自分にほんとうにあっているかどうか、またエクササイズや姿勢が正しくできているかどうか、疑問や不安を感じたときには、どうすればいいのでしょうか。

エクササイズや姿勢の矯正によって得られた変化を「反応」といいます。反応には3つあります。「良い反応」「悪い反応」「どちらとも言えない反応」です。そして、その反応を判断する基準が3つあります。

1痛みの場所や範囲（痛みの中央化、末梢化）

2痛みの強さ

3 腰の可動性（動かしやすさ）

以上の3つのなかで最も優先されるのは「1 痛みの場所や範囲」です。

エクササイズや姿勢矯正を「行う前」と「行った後」とを比べて、この3つの基準がそれぞれどのように変化したかで、「良い反応」「悪い反応」「どちらとも言えない反応」に判断できます。

「良い反応」とは……

①痛みが中央化した

②痛みが軽くなった、感じなくなった

③腰の可動性が改善した

「悪い反応」とは……

①痛みが末梢化した

②痛みが増した

③腰の可動性が悪くなった

「どちらとも言えない反応」とは……

①痛みの場所や範囲が同じ

②痛みの強さも同じ

③腰の可動性も同じ

ここで「同じ」という意味は、たとえ、エクササイズや姿勢矯正の途中で痛みが強くなっても、そのエクササイズや姿勢矯正をやめれば、行う前と同じ状態に収まってくれるという場合も含みます。

この場合は、「行う前」と「行った後」で結局は状態が変わらないので、「良い反応」とも言えませんが、「悪い反応」とも言えません。

「良い反応」が出た場合、今行ったエクササイズや姿勢は効果ありと判断できます。同じエクササイズや姿勢を引き続き行って、一層の改善を目指します。

「悪い反応」が出た場合、今行ったエクササイズや姿勢は続けると状態が悪化する可能性が高くなります。それ以上、そのエクササイズや姿勢は行わないでください。

「どちらとも言えない反応」が出た場合、今行ったエクササイズや姿勢矯正は良いとも悪いとも言えません。慎重にそのまま続けても構いません。続けてゆくうちに「良い反応」に変わる場合もあれば、「悪い反応」に変わる場合もあります。

「良い反応」に変わったならば、効果ありなので安心してそのエクササイズや姿勢を続けましょう。「悪い反応」に変わったならば、そのエクササイズや姿勢はそれ以上行わないでください。

判断基準の優先順位

3つの基準が、いずれも改善、または悪化していれば迷うことはないのですが、時にはこの3つの基準が一致しない場合もあります。この場合、「痛みの場所や範囲」の基準を最優先にして判断してください。

たとえば、腰から太ももにかけて感じていた痛みが、エクササイズをしたら、太もの痛みがなくなって腰だけの痛みになった（痛みの中央化）。ただ、その腰の痛みの強さは、エクササイズをする前よりも余計に強くなった。この場合、痛みが中央化したことが判断基準として最優先されるので、「良い反応」と判定されるのです。

「痛みの場所や範囲」が「痛みの強さ」よりも優先して判断される

〈エクササイズを行う前〉

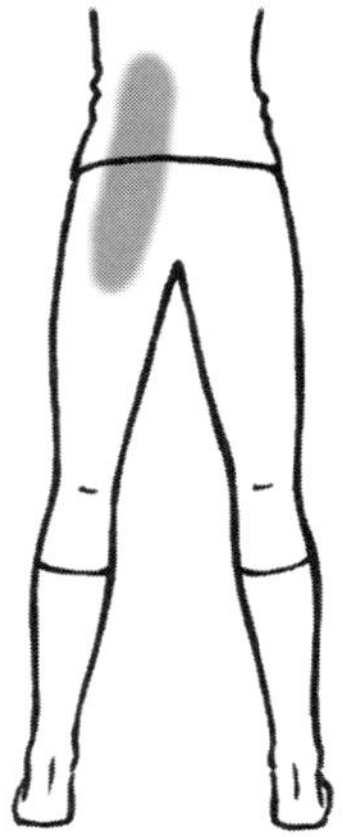

痛みの強さ　5/10

〈エクササイズを行った後〉

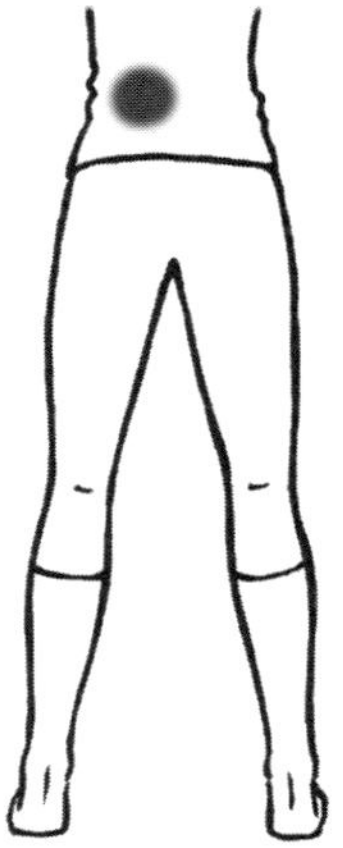

痛みの強さ　8/10

腰の痛みは強くなったが、痛みの中央化が起きたので「良い反応」と判定される

世界で評価されているマッケンジー法®

それはまったくの偶然から始まった

これまで、マッケンジー法®の診断方法などを説明してきましたが、ここで、マッケンジー法®がどのように生まれ、なぜ世界で評価されているのかについて、簡単にお話ししておきたいと思います。

マッケンジー法®は、１９５０年代にニュージーランドの理学療法士ロビン・マッケンジー氏が考案し、その後、臨床の現場で試行錯誤を繰り返しながら発展させてきた健康回復のための自己管理方法です。

腰痛だけでなく、首や背中、関節の痛みなどに対する安全な検査法と効果の高い施術法として国際的に高い評価を得ており、世界各国の医師や医療機関で取り入れられています。さらに、アメリカやデンマークでは、腰痛の診療ガイドラインでも、マッケンジー法®の使用が推奨されています。

前章で、「腰痛の原因が特定できるのは15パーセント前後で、約85パーセントは原因不明といわれている」と書きました。原因不明ということは、それにあった治療を行うのが難しいことを意味します。ところが、マッケンジー法®を用いれば、約80パーセントの腰痛は改善が期待できるのです。

それはなぜでしょうか。理由は、マッケンジー法®誕生のきっかけとなった偶然の出来事にあります。

1956年のある日、マッケンジー氏は自分のクリニックで理学療法による治療を行っていました。

その日は診療スケジュールが遅れていたため、マッケンジー氏は受付前で順番を待っていた患者さんに、先に治療室の治療台に上がって待っていてほしいと伝えたのです。患者さんは、1カ月半ほど前に坐骨神経痛を発症し、マッケンジー氏のところで3週間ほど治療を受けていましたが、なかなか痛みが改善しませんでした。

ほかの患者さんの治療を終え、5分ほどしてその患者さんのいる治療室に向かったマッケンジー氏は驚きました。なんと、患者さんが片方の端が上がった治療台に、腰を反らした格好でうつぶせになっていたのです。

当時は、腰痛の患者に腰を反らせるなど、絶対にやってはいけないこととされていました。ところが、具合を尋ねたマッケンジー氏に対し、患者さんは、「腰の真ん中は普段より痛いけど、ももの痛みがなくて、坐骨神経痛を発症してからでいえば、この体勢がいちばんいい状態です」と答えたのです。

不思議に思いながらも、翌日もまた、治療台の上で同じような姿勢をとってもらったところ、今度は腰の中央部の痛みまで消えてしまいました。温熱治療、超音波治療、マッサージなど、当時の標準的な療法ではまったく改善が見られなかった腰痛が、たった2日で消失したのです。

これまでの腰痛治療に疑問を抱いたマッケンジー氏は、ほかの患者さんにも腰を反らせるポーズをとってもらうようにしました。するとおもしろいことに、同じような症状でも、腰を反らせたことで痛みが改善する人、痛みが悪化する人、何の変化もない人がいることがわかったのです。

腰反らしで改善しなかった人には、前かがみなど別のポーズをとってもらい、そこでもまた改善した人、しなかった人に分け、しなかった人にはさらに次のポーズをとってもらうという検証を根気よく続けることで、いまのようなマッケンジー法®が確立されていきました。

腰痛の人が腰を反らせてはいけないというのは、「神経を圧迫して、最悪の場合、深刻なダメージを与えかねない」ということであり、解剖学的には合理的に思えるでしょう。

しかし、解剖学的には合理的と考えられる治療を受けていていっこうに改善の兆しが見られなかった患者さんの痛みが、理論的にはおかしいとされる動きによって、たちどころに解消されたのです。マッケンジー法®への揺るぎない信頼と国際的な評価は、一面的な理論で断定せず、やはり患者さんからのダイレクトな反応を虚心坦懐に分析して、その都度、適切なマネジメントを提供する、そうした丁寧な経験の積み重ねによって支えられているものであるところが大きいと思います。

私とマッケンジー法®との出合い

「人を助けるような仕事をしたい」が原点

さて、ここまで読んでくださったみなさんが安心感と希望を抱きやすくなるように、私とマッケンジー法®との出合い、なぜ専門家として深くかかわるようになったのかについて、知っていただければと思います。

私は、もともと飛行機や大型船などの乗り物が好きで、人を助けるような仕事につきたいと思っていたこともあり、学生時代は自衛隊の救難ヘリコプターのパイロットになることを夢見ていました。そこで高校を卒業した後、防衛大学校に進学し、陸上自衛隊の幹部候補生学校に進みましたが、そのときに受けたパイロット適性検査に合格できず、夢が絶たれたのです。

長年抱いていた目標が砕け散り、失意のなかで立ち寄った書店で手にとったのが、理学療法士になるための本でした。医師にはなれなくても、理学療法士になれば困っている人の役に立てるかもしれない……そんな思いで自衛隊を退職し、理学療法士を養成する学校に入学しました。

卒業後、厚木市の病院に就職して脳卒中の専門家としての技術を磨いていくなかで、リハビリテーションの先進国であるアメリカで勉強したいという気持ちが強くなっていきました。そして、ジョージア州立大学の修士課程に入学し、マッケンジー法®と運命的な出合いを果たしたのです。

あるとき、臨床家としても教育者としてもとても尊敬していた先生にすすめられて、マッケンジー法®の講習会に参加することになりました。すると、その講習会で、インストラクターがモデルとして会場に来た患者さんに「あなたの腰痛は、マッケンジー法®では改善しません。ほかの治療の専門家を訪ねてください」と告げて、帰すという場面を目にしました。通常、こうした講習会では、自分たちの行っている治療法がいかに優れているかを、これでもかといわんばかりにアピールします。ところが、そこでは、たくさんの受講生が注目している前で残念ながら改善しなかった患者さんに対して言い訳がましいことも言わずに、正直に丁寧に検査の結果と今後の対策について説明していました。

とことん正直に、ありのままのスタイルを見せていることに驚いただけでなく、私は、マッケンジー法®にすっかり心を奪われました。

さらにいえば、インストラクターが特別なことをするのではなく、患者さんがみずから腰痛と向き合い、自分の意志で運動をして痛みを取り除き、その後も自分で痛みをマネジメントしていくという姿に衝撃を受けたのです。

私の考えている「人を助ける」というのは、まさにこういうことだと思いました。私がいなくても、腰痛に悩まされることなく患者さんが幸せな人生を送れることこそが、私にとっても幸せなのだと確信したのです。

そこから、私は本格的にマッケンジー法®を学び、国際マッケンジー協会公認のインストラクターとなり、協会の日本支部も立ち上げて、日本全国にマッケンジー法®を広めるべく活動を続けています。

短期間で良くならないときに知っておきたいこと

途中であきらめずに続けることが大切

マッケンジー法®の考え方、成り立ち、そして私の思いなどをご理解いただいたうえで、次章以降では、みなさんに実践してもらうエクササイズや姿勢、日常の動作を紹介しますが、誰もが始めてすぐに痛みがとれるとはかぎりません。短期間ではなかなか改善しない方もいます。

でも、そこで「もう限界かも……」とあきらめてしまうのは、ほんとうにもったいないことです。これまで多くの患者さんが、そうした段階を乗り越え、腰痛の改善にいたったことを知っていただくために、マネジメント継続のために意識（理解）しておくべき展開をあげておきます。

●第1段階……腰の痛みがあり、日常生活に不自由を感じていて、なんとかしたいため、エクササイズ、姿勢の矯正、日常生活の留意点といったプログラムを実践するが、まだ効果を感じない。時には、逆に痛みが増すこともあり、マッケンジー法®に対して期待と不安が入り交じる。継続していいかどうか……。

●第2段階……腰の痛みと日常生活の不便さが少し解消され、効果と希望を感じてプログラムを継続する。

●第3段階……腰の痛みと日常生活の不自由さが着実に改善されていることを感じ、マッケンジー法®の実践に自信がついて、よりエクササイズや姿勢の矯正に励む。精神的にもラクになる。

●第4段階その①……改善が停滞し、日常生活も満足がいくほど自由にならない。試行錯誤しながらプログラムを続けているものの、これまでより効果を感じないため、ここで限界だろうか、と不安と落胆を覚え、継続の気持ちがゆらぐ。

●第4段階その②……改善は停滞しているが、日常生活ではそれほど困らないた

すぐに効果を感じない場合の心理（こころの状態）

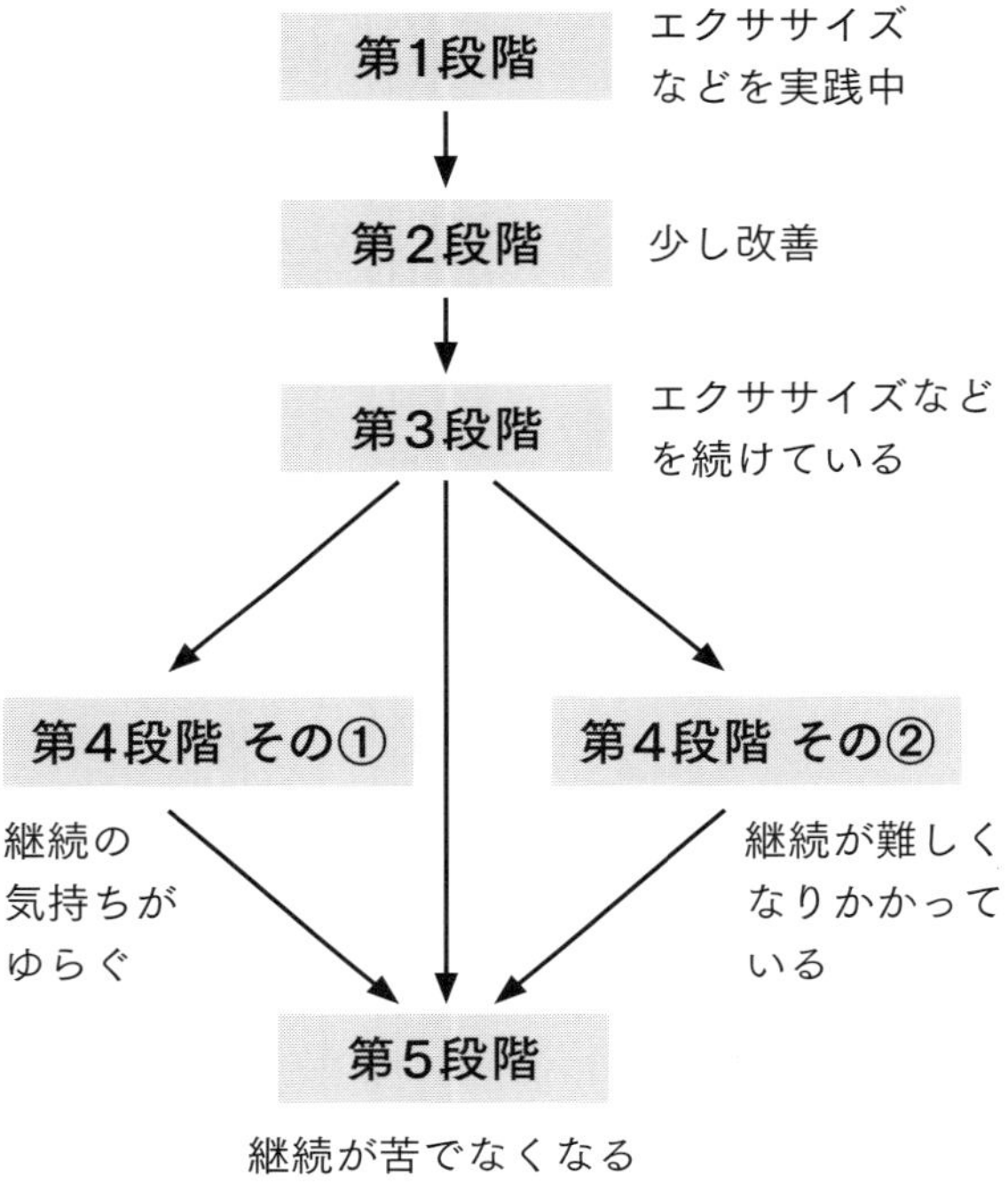

め、惰性でプログラムを続けている。「もうこれくらいでいいかな」という気持ちが支配的だが、一方で、完全復活を望む気持ちもあるため、停滞気味の状況に不安を感じている。「面倒くさい、でも、もう少し良くなりたい」という思いが交錯し、継続が難しくなりかかっている。

●第5段階……プログラムの継続により、痛みも安定し、日常生活は困らなくなっている。プログラムが生活の一部となり、現状維持と予防のための意義を感じる。継続が苦でなく、これを続ければ大丈夫だという安心感があり、もし痛みがぶり返しても、自分でマネジメントできるという自信がある。

最初の山は、第1段階をどう乗り切るかにあり、ここがクリアできれば、ほとんどの場合、第3段階までは進めます。

もっともスムーズな展開は、

第1段階↓第2段階↓第3段階↓第5段階

と進む流れです。

2番目の山は、第3段階から第5段階にスムーズに進まなかった場合に訪れます。つまり、第3段階から、第4段階その①、あるいは第4段階その②に進んだ場合です。

第4段階その①、あるいは第4段階その②から、第5段階に進むためには、現行プログラムの点検や整理、目標の見直しなどが大切になります。自分でつけている「腰痛日記」「腰痛ノート」などを活用しましょう。

マッケンジー法®を実践してわかったこと（体験者の声）その1

マッケンジー法®に出合って不安がなくなりました！

T・Oさん　47歳　女性　会社員

起床時にお尻の部分に痛みがあり、2週間ほどすると右足にも痛みが広がるようになっていました。朝は足の痛みで階段も下りづらく、シャワーで腰と足を温めてやっと動かせる具合で、また足全体がじりじりと痛かったり、シビレが出ていると歩くのもつらかったりで、このまま動けなくなってしまうのでは、との不安にさいなまされていました。

整形外科ですべり症と診断され、ＭＲＩ検査の結果、手術するほどではないとのことで少し安心しました。

朝の痛みを、症状全部をなくすのは無理だとしても、少なくとも動けるようになりたいとの一心で、リハビリを始めることにしました。

初めて受けたリハビリでは、腕立て伏せのような体操を指示されました。体を起こすと、腰のところに痛みが出ましたが、繰り返し反らす運動を続けていると、その痛みも段々と軽減し、先生からも、動きが段々良くなってきていると言われたのです。

体を横に捻ることで出ていた腰の痛みも、不思議に出なくなり、体全体がなんだか動かしやすいような感覚になっていました。

体操をすることで痛みが気にならなくなる

家でも5セット程度の頻度で体操を続けるように指示があり、また、姿勢についての説明も受け、会社でもいすにバスタオルを挟むなど、言われたことを試していました。

痛みが出たときにこそ、体操を行うように言われて驚きましたが、試しにやってみると、痛みがマシになったのです。

会社で重いものをもっと痛みが出ていたのですが、その作業の前と後に体操をするように指示され、そのとおりしてみると、作業での痛みが気にならなくなりました。

翌日から、症状はだいぶ良くなり、2〜3日すると朝起床時の痛みが軽くなり、あし全体のシビレは残っていましたが、最初に比べると改善している気がしていました。今は、薬を飲むのをやめても症状がひどくなることもなく、足のシビレもなくなっています。

ふとしたときに痛みはあるのですが、体操をすることで気にならなくなるので、不安がなくなっています。

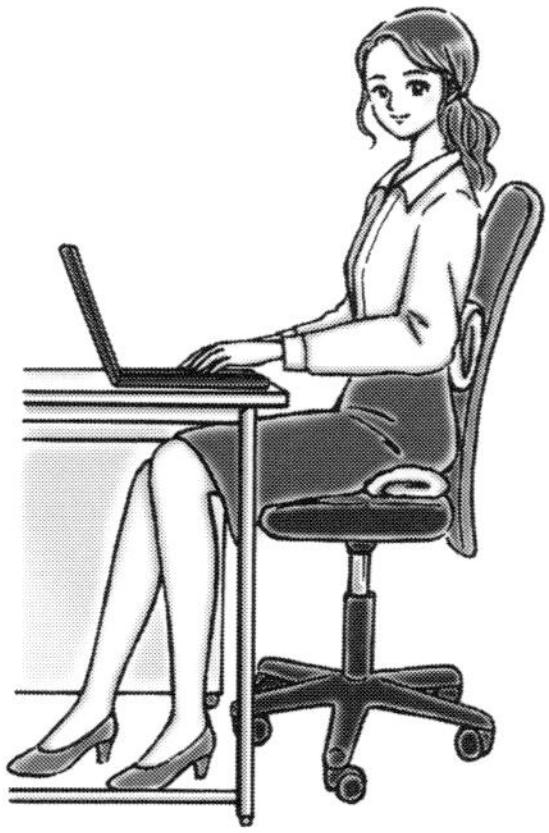

Chapter 3

「腰椎すべり症」に悩む女性のための実践講座

自分にピッタリのエクササイズを自己判定してみよう

注意!!：5ページの「本書をお読みになる前の注意点」をお確かめください。

あなたの腰痛はどのタイプ?

腰痛はいくつかのタイプに分けられます。

5ページに記載のある条件に当てはまる場合は、まずは医師に相談をしてください。それ以外の方は次に紹介する自己判定に挑戦してみましょう。

まずは、次のポイントをチェックしてみてください。

□座っている時間が長いほど腰痛がひどくなる。

□しばらく座っていて、その後立ち上がるとき、腰が痛くてまっすぐになるのがつらい。

□前屈みの体勢で作業をしていて、そこから体を起こすときに痛くてまっすぐになりにくい。
□腰がつらくなったとき、腰を後ろに伸ばすようなストレッチをすると腰が楽になる。
□動いている（とくに歩いている）ほうが、じっとしているよりもましだ。

以上のポイントが1つでも当てはまるならば、**エクササイズA**を使います。

もし、以上の5つのポイントいずれにも当てはまらないのであれば、以下のポイントをチェックしてみてください。

□長い時間立ち続けていると腰が痛くなり、その状態で腰を前に曲げようとすると曲げにくい。

□長時間立ち続けていたり、歩き続けていたりすると腰が痛くなる。腰かけたり体を丸めていると痛みが和らぐ。
□長く座っていた後のほうが腰の調子が良い。

以上のポイントが1つでも当てはまるならば、**エクササイズB**を使います。

エクササイズA

腰を反らすエクササイズ

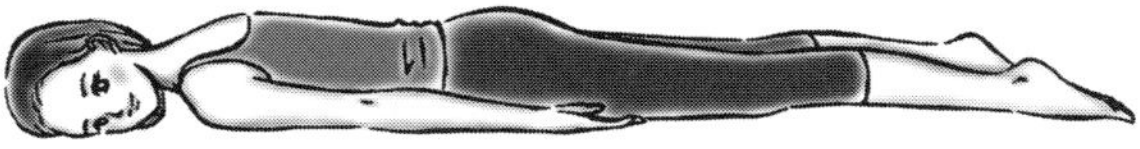

うつぶせ（→94ページ）

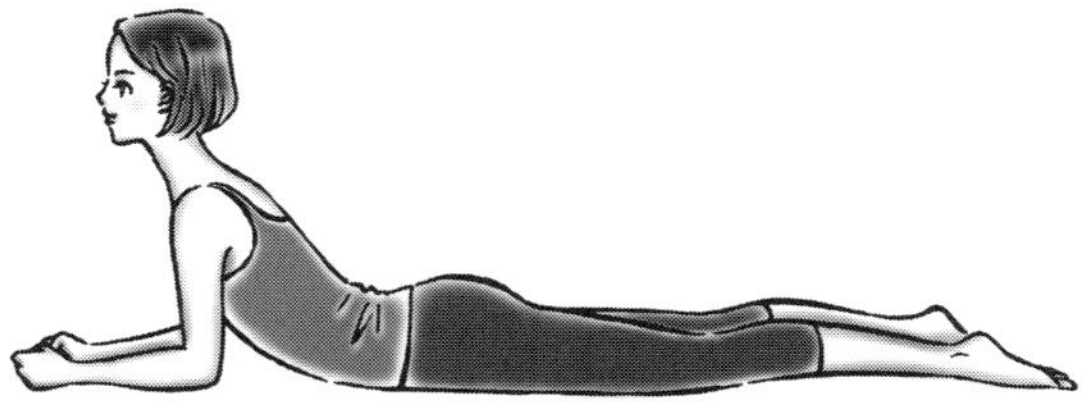

ひじ立て（→95ページ）

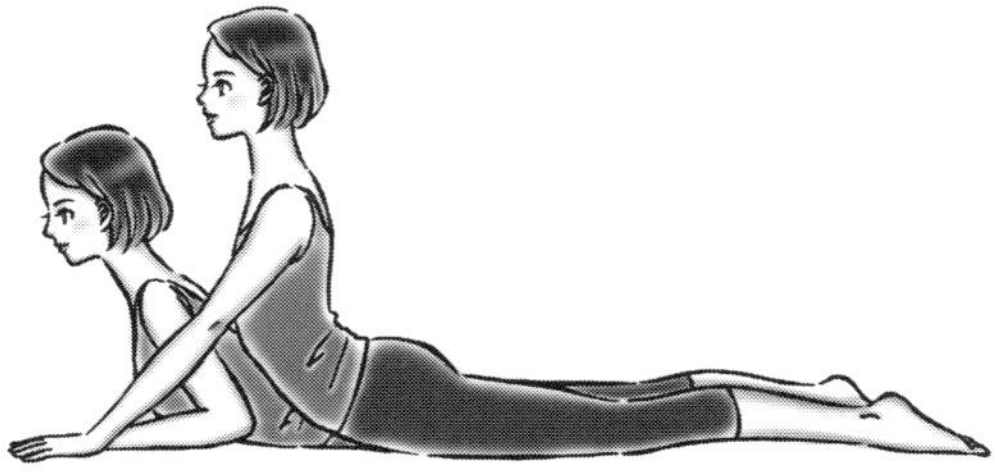

上体反らし（→96ページ）

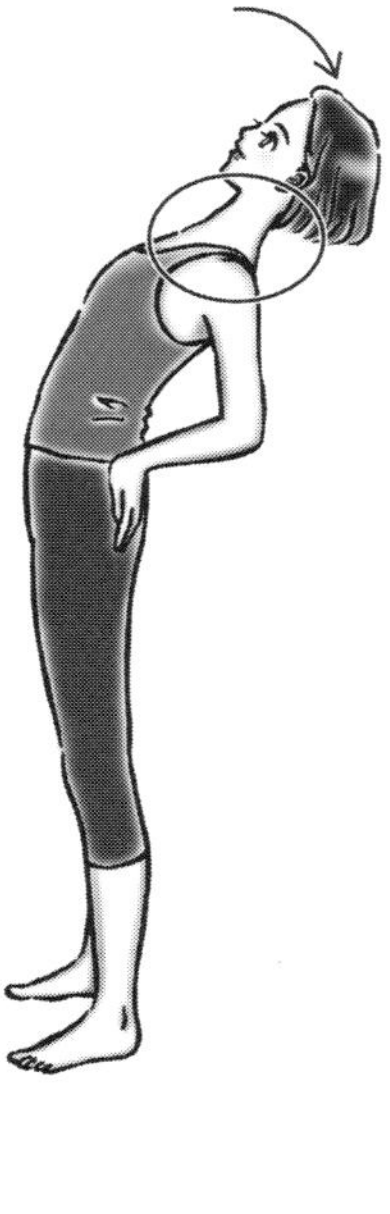

立った姿勢で腰反らし
（→98ページ）

エクササイズB

腰を丸めるエクササイズ

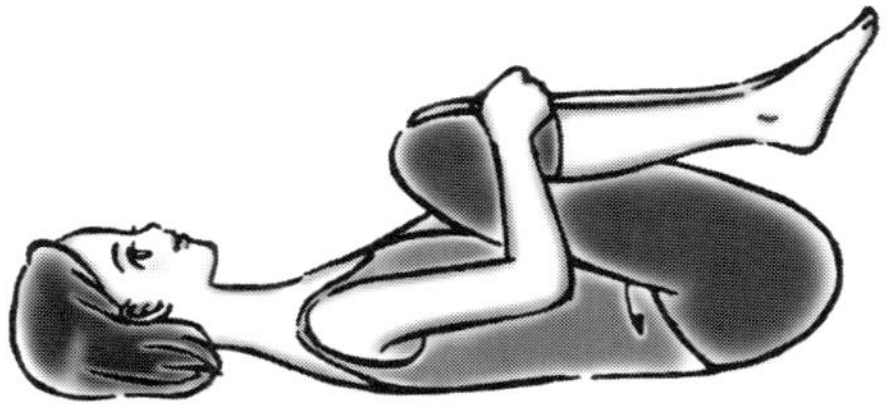

ひざ抱え（→100ページ）

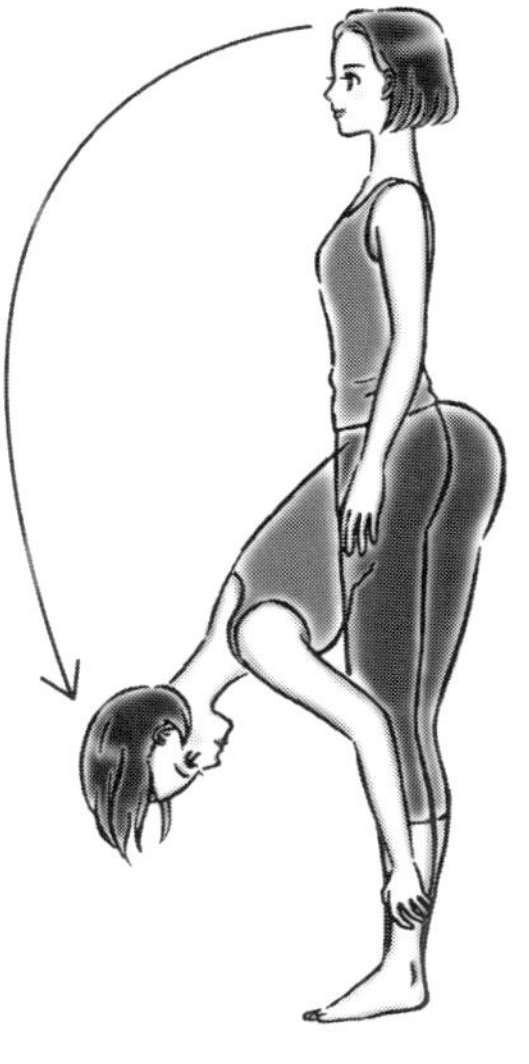

立って前曲げ*
（→104ページ）

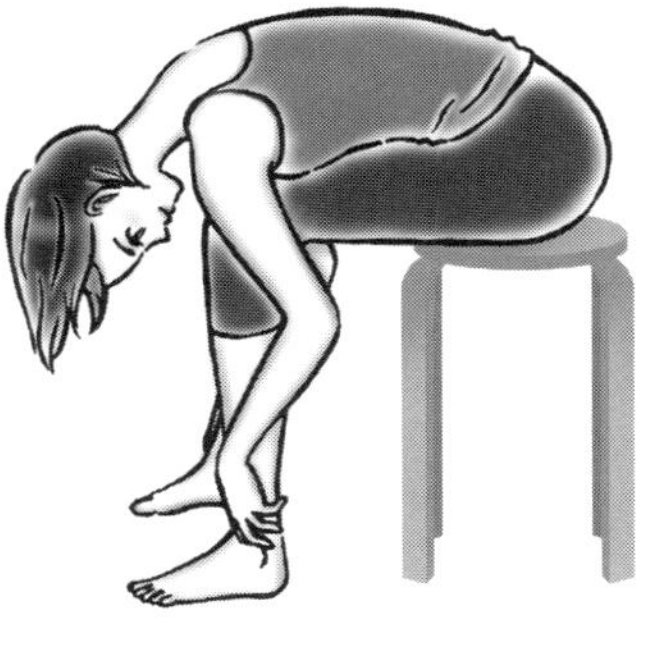

いすに座って前曲げ*
（→102ページ）

注意!!

＊このエクササイズを行う場合は、必ず骨密度の状態を医師に確認してからにしてください。

効果判定

効果の判定には、「エクササイズや姿勢の効果と安全性を判断する基準」（68ページ）を活用します。

エクササイズを行う前と後を比べて後のほうが改善しているのであれば（痛みの中央化が起きた、痛みが軽くなった、腰の可動性が改善した）、そのエクササイズが今の自分には適していると判断できます。引き続き、同じエクササイズを続けましょう。逆に、エクササイズを行った後は行う前よりも、痛みがより足のほうへ向かって広がった、症状の面積や場所は変わらないが強さが増した、腰の可動性が悪くなったのであれば、そのエクササイズは中止してください。そして、マッケンジー法®の認定セラピストに相談をしてください。

なお、エクササイズを行っている最中に痛みを感じたり痛みが増したりしても、エクササイズをやめれば10分以内に痛みがエクササイズを行う前と同じ程度に収まるようならば問題ありません。慎重にそのまま続けてみましょう。

また、エクササイズを始めた当初は痛くても慎重に続けてゆくうちに次第に痛みが収まってくるようであれば良い徴候です。そのまま続けましょう。

すぐに効果が表れなくても、1週間を目安にそのエクササイズを続けてください。そして、1週間後に冷静に1週間前と比べて変化があるかないかを振り返ってみましょう。その時に大いに役立つのが「腰痛ノート」です。「腰痛ノート」の記録を振り返ってみることで1週間前の状況と現状を比較して、状態が改善しているのかどうか判断することができます。

「1週間継続したが効果を実感できない」場合、エクササイズAの人は、エクササイズBに切り替える、エクササイズBの人はエクササイズAに切り替えます。そして、それぞれのエクササイズを1週間を目安に継続してみてください。

「エクササイズを切り替えてもやはり効果を実感できない」あるいは「エクササイズを行うと痛みが悪化する」場合、マッケンジー法®の認定セラピストに相談をしてください。

エクサイズA

腰を反らすエクササイズ

うつぶせ・ひじ立て

1 うつぶせになって全身の力を抜きます

腰を反らす基本のエクササイズです。

床にマットを敷き、うつぶせになって、両足は肩幅くらいに開きます。顔は左右のどちらに向けても構いません。

両手の力を抜いて、体の脇に添わせます。全身の力を抜いて、ゆっくり呼吸をし、この姿勢を2～3分保ちます。

2～3分
保つ

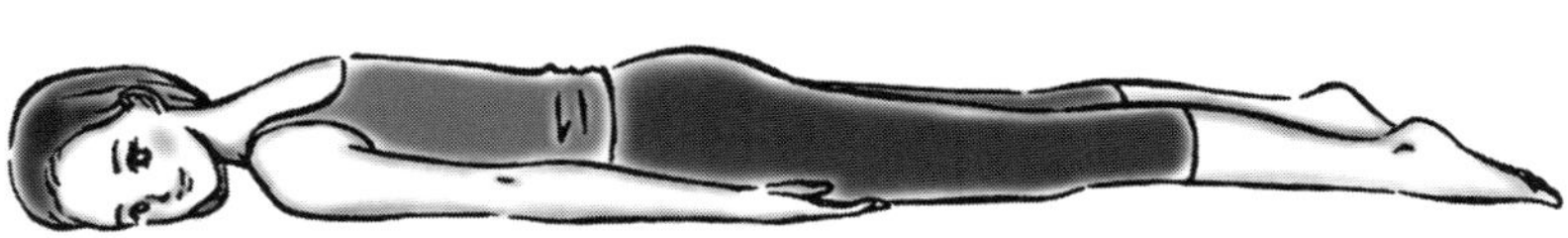

2 ひじを支点にして上半身を起こします

ひじを支点に腕を直角に曲げるようにして、上半身をゆっくり起こします。腰の力を抜いて、その姿勢を2〜3分保ちます。

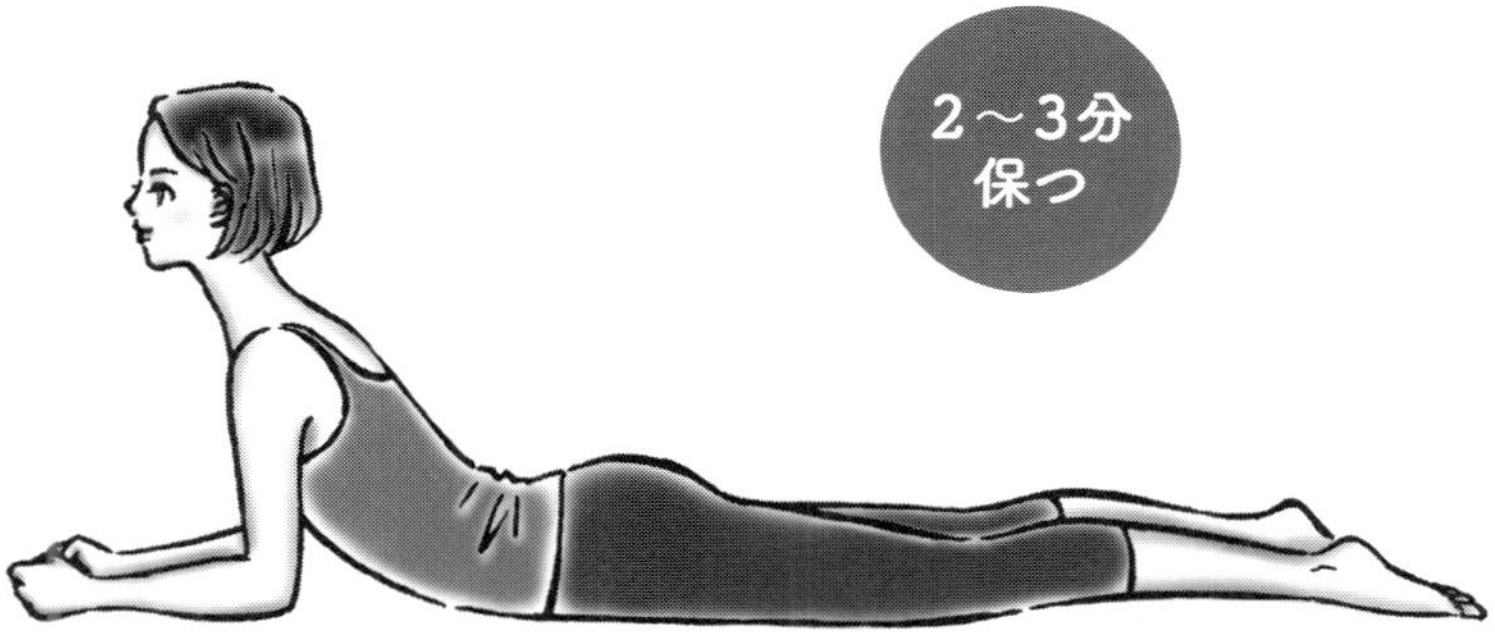

3 ゆっくりと1のポーズにもどります

1日6〜8セットが目安

エクサイズA

腰を反らすエクササイズ

上体反らし

ひじ立てのエクササイズで痛みが軽くなったら、上体反らしのエクササイズでその効果を確実なものにしていきましょう。

1 うつぶせになって全身の力を抜きます（➡94ページ）

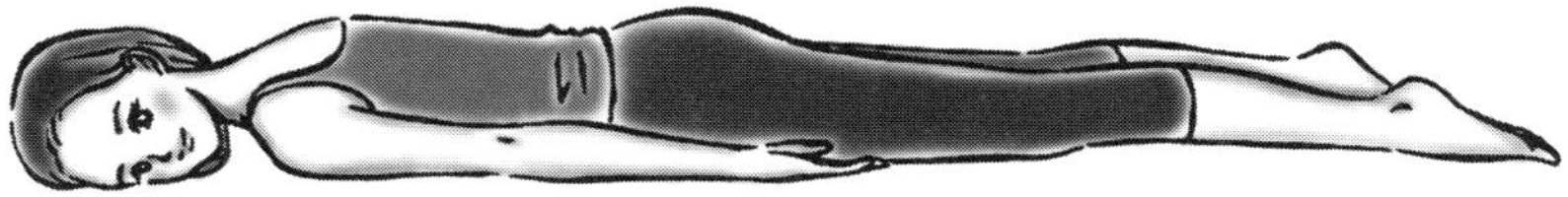

2 ひじを支点にして上半身を起こします（➡95ページ）

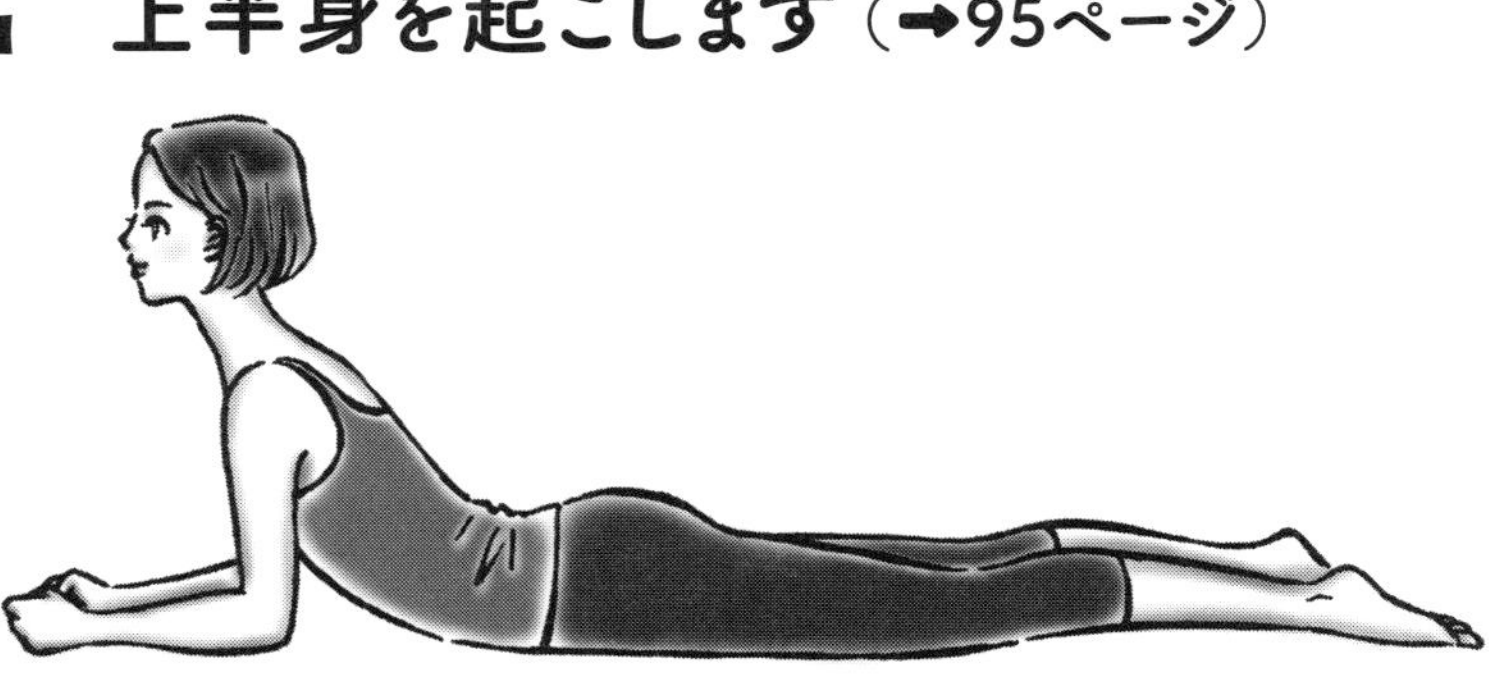

3 ひじを伸ばして腰を反らします

ひじを伸ばし、痛みを我慢できるところまで腰を反らしたら、その姿勢を2秒間保ちます。

POINT

首を後ろに反らさないようにしましょう。

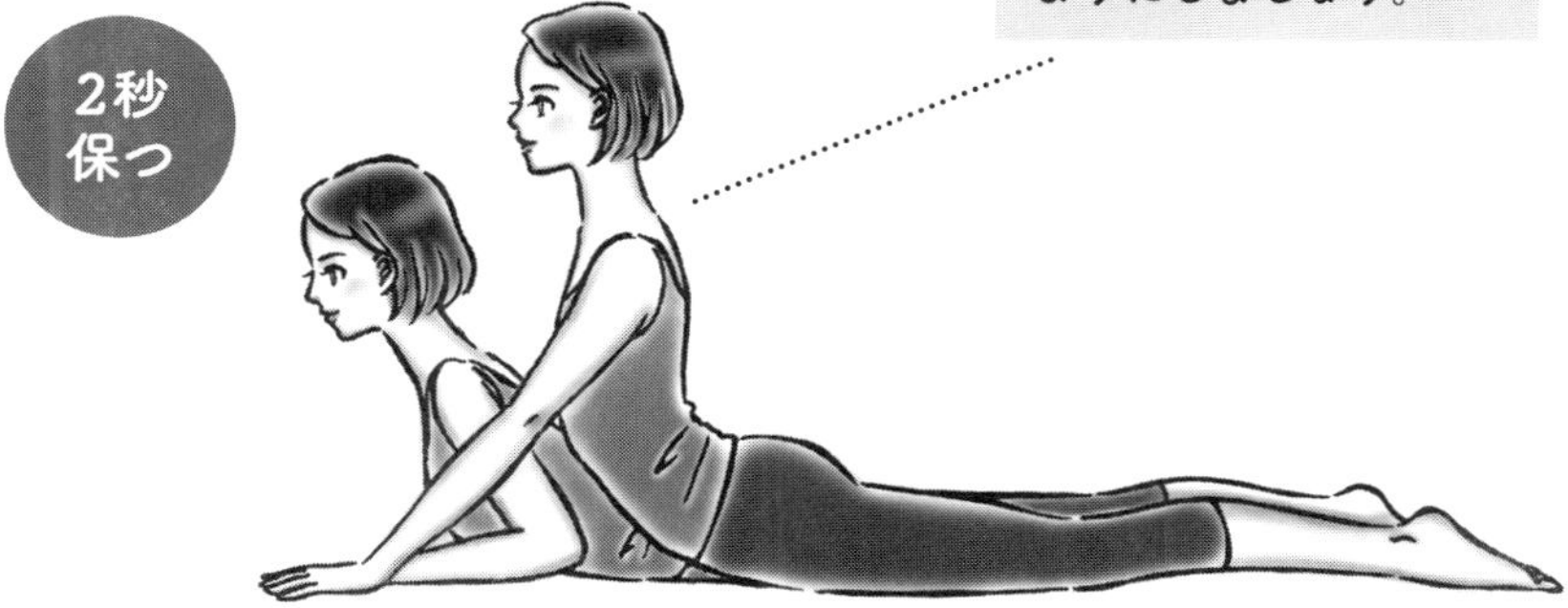

4 ゆっくりと2のポーズにもどります

3、4を10回くりかえします。

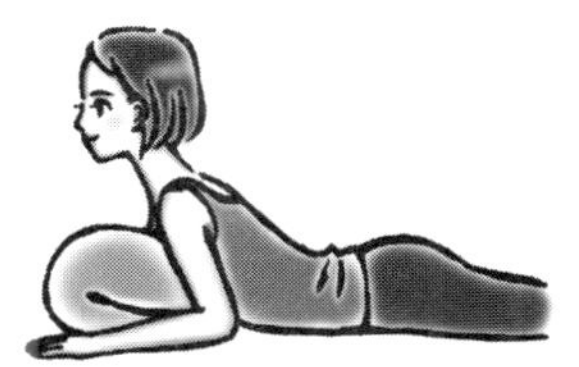

腕の力がない人は、クッションや座布団などを胸の下に入れて上半身を起こします。腕に力を入れなくても上半身が斜め45°くらい起き上がる厚みがあれば十分です。

1日6～8セットが目安

エクササイズA

外出先で簡単にできるエクササイズ

立った姿勢で腰反らし

1

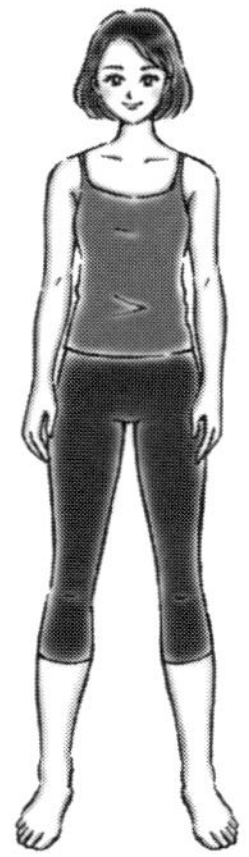

足を肩幅くらいに開いて正面を向いて立ちます

立ったまま腰を反らすエクササイズですので、どこでも簡単に行えます。顔を正面に向けてあごを引き、足を肩幅くらいに開いてまっすぐ立ちます。

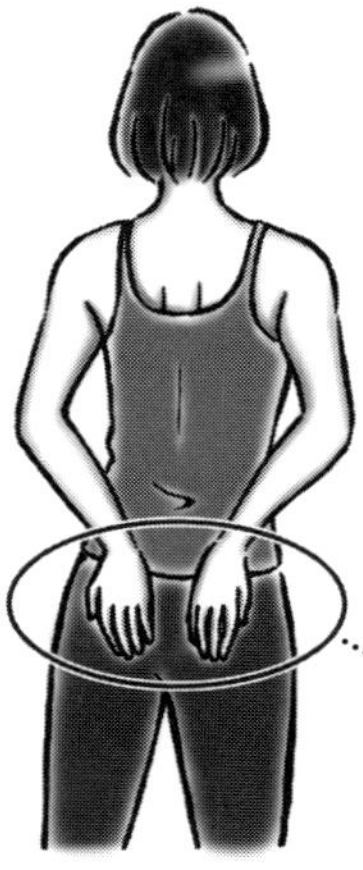

2

両手をお尻の少し上に当てます

POINT

手を腰に当てないように注意してください。

3

できるだけ腰を反らします

手の位置を支点にして、上半身をゆっくり後ろに反らしていきます。痛みを我慢できるところまで腰を反らしたら、その姿勢を2秒間保ちます。

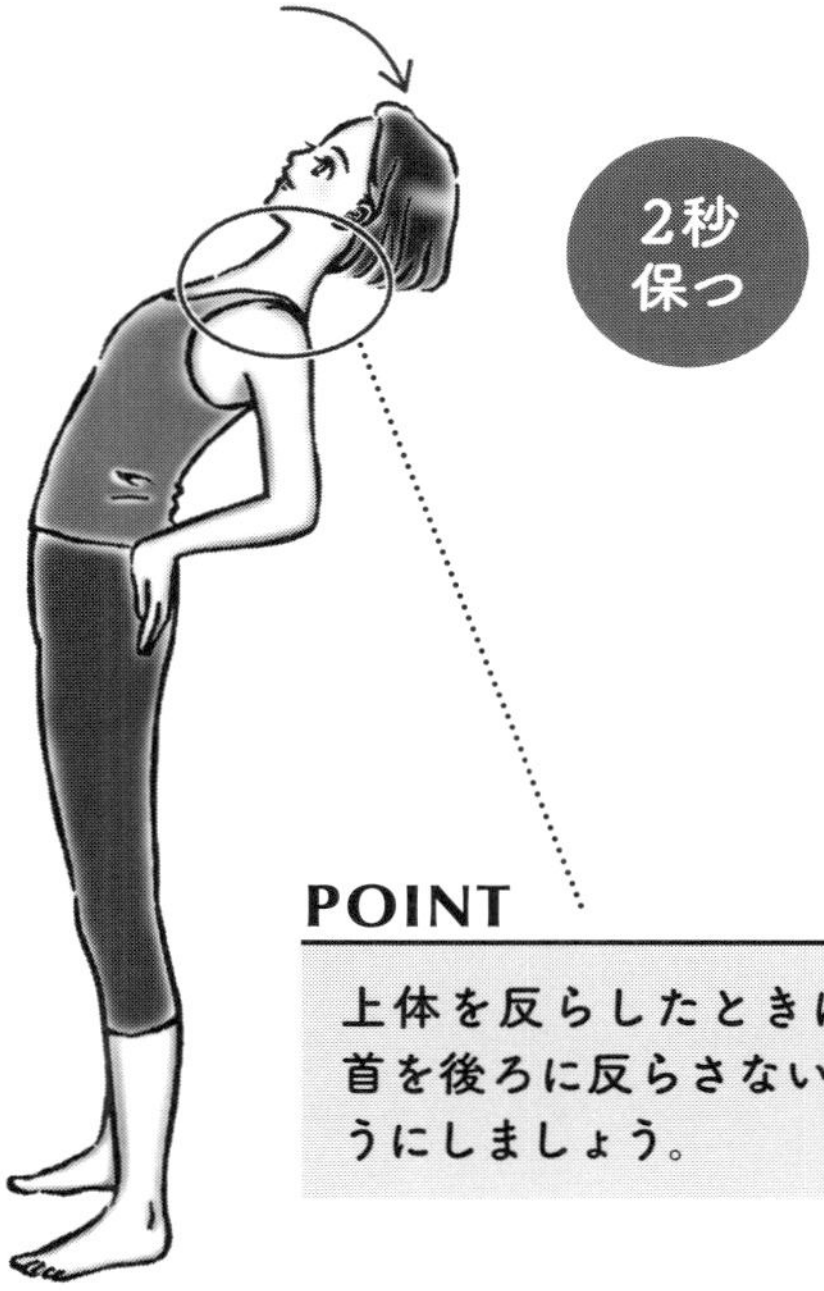

POINT

上体を反らしたときに、首を後ろに反らさないようにしましょう。

4

ゆっくりと2のポーズにもどります

1セット10回／1日6〜8セットが目安

エクササイズ B

腰を丸めるエクササイズ

ひざ抱え

1 あお向けになり、ひざを立てます

あお向けになって、足を肩幅くらいに広げ、ひざを立てます。足の裏を床につけて、腕は体に添わせます。

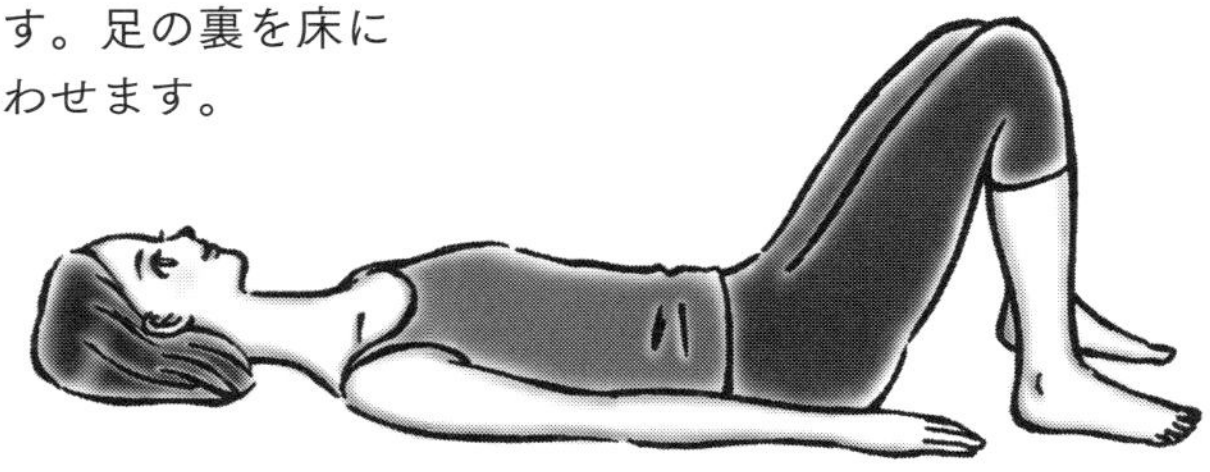

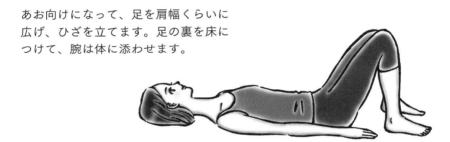

2 ひざを抱え、胸のほうに引き寄せます

両手でひざを抱え、ゆっくりと胸のほうに引き寄せます。

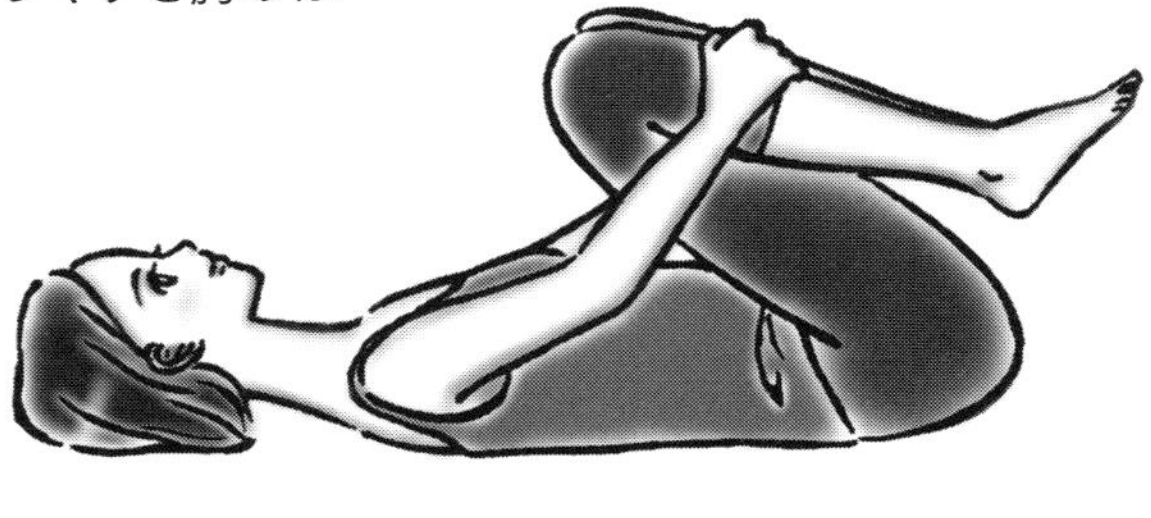

3 できるだけ 腰を曲げます

痛みを我慢できるところまで腰を曲げたら、
その姿勢を2秒間保ちます。

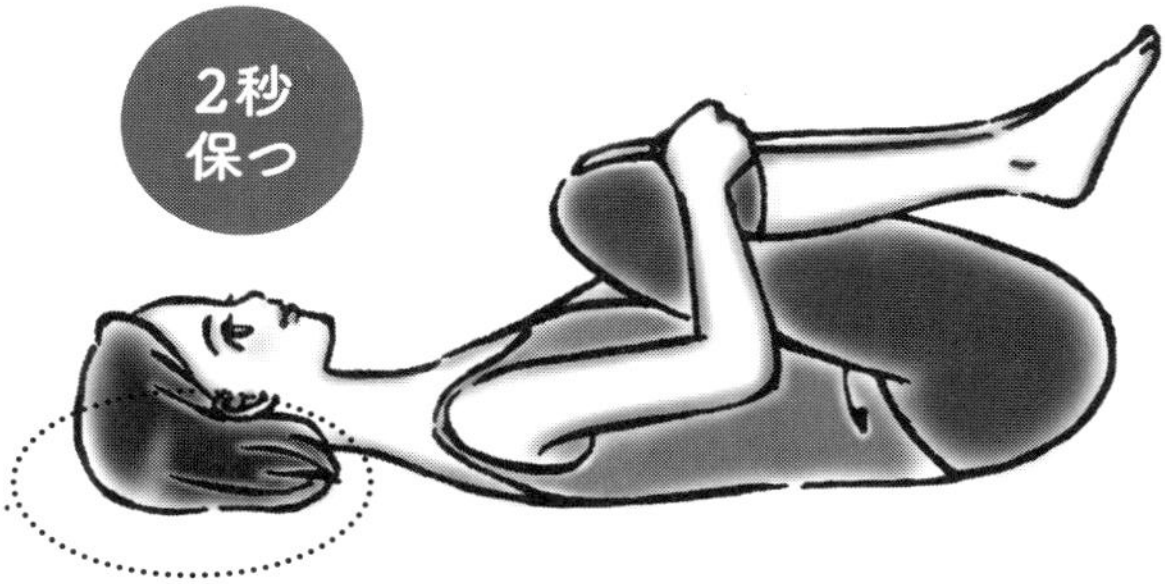

POINT

頭を床から上げないようにしてください。

POINT

体が左右にふらつかないように、足をつけましょう。

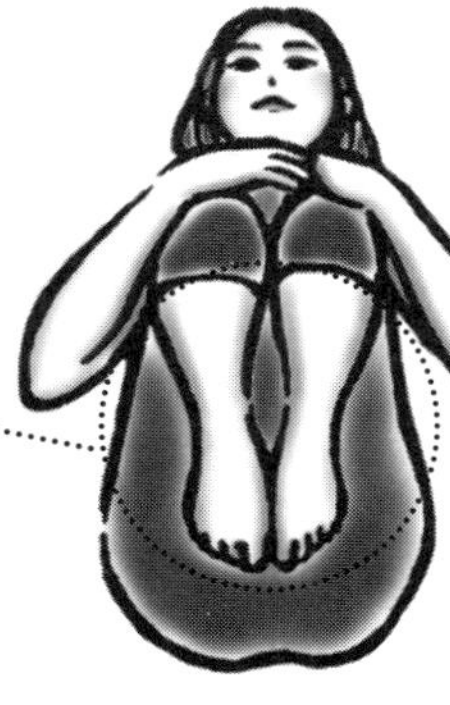

4 ゆっくりと 1のポーズにもどります

1セット10回／1日6～8セットが目安

エクササイズB

座ってできる簡単エクササイズ

いすに座って前曲げ

床に横になって行う「ひざ抱え」のエクササイズでは体がふらつくという人は、こちらを行ってください。

1 背筋を伸ばしていすに座ります

背筋を伸ばして、いすに腰かけます。
足は肩幅くらいに開きます。

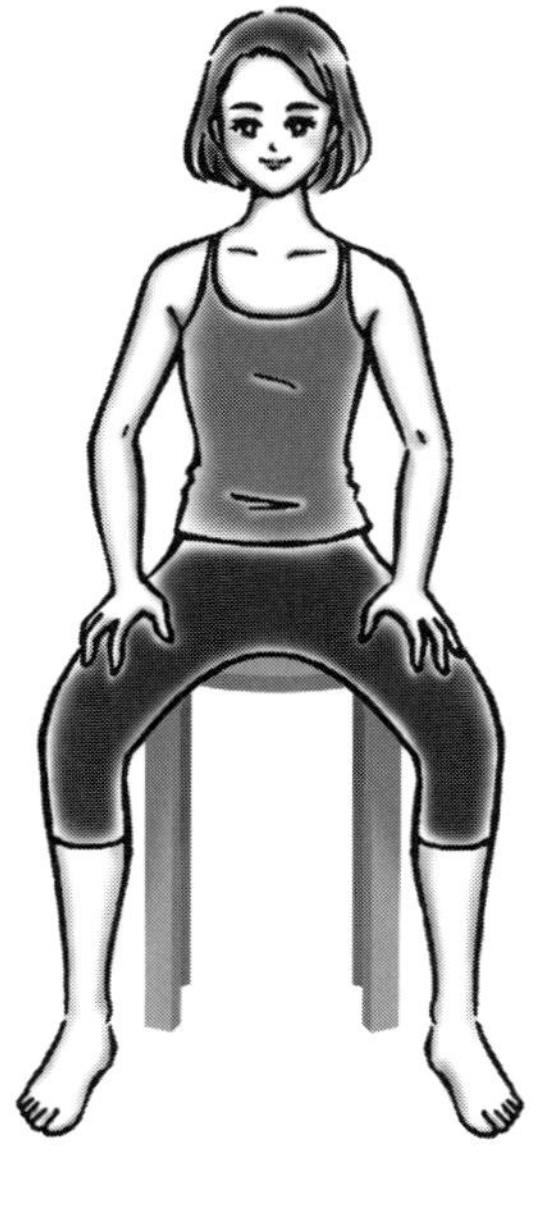

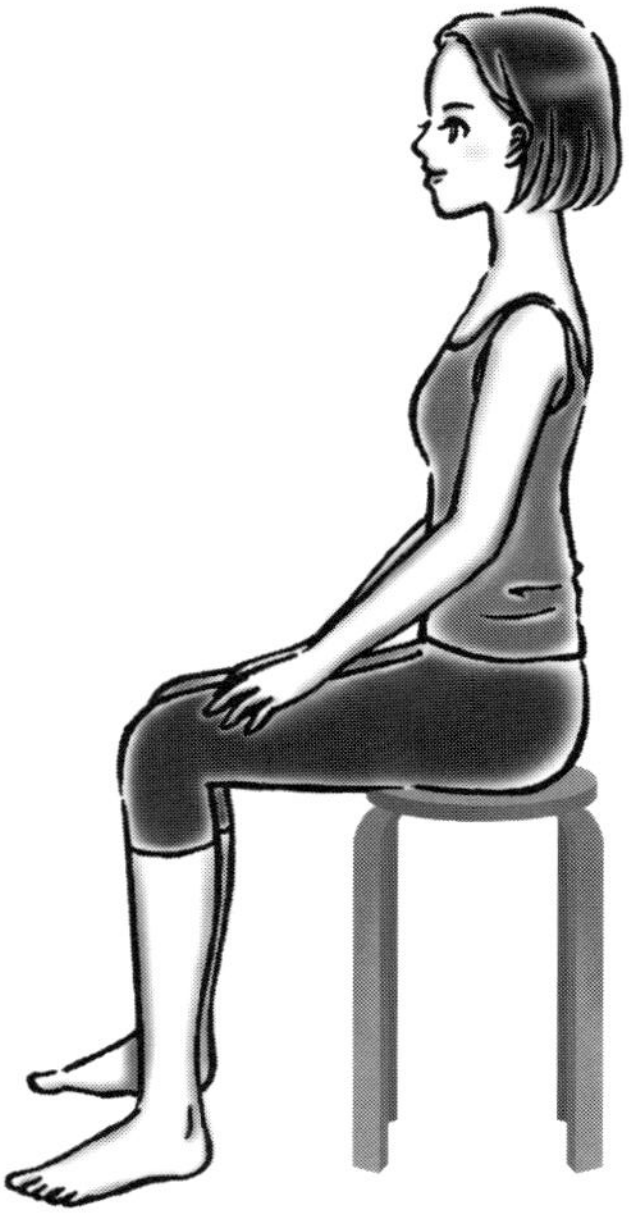

2 腰を前に曲げ足首をつかみます

ゆっくりと腰を前に曲げ、足首をつかみます。痛みを我慢できるところまで曲げたら、その姿勢を２秒間保ちます。

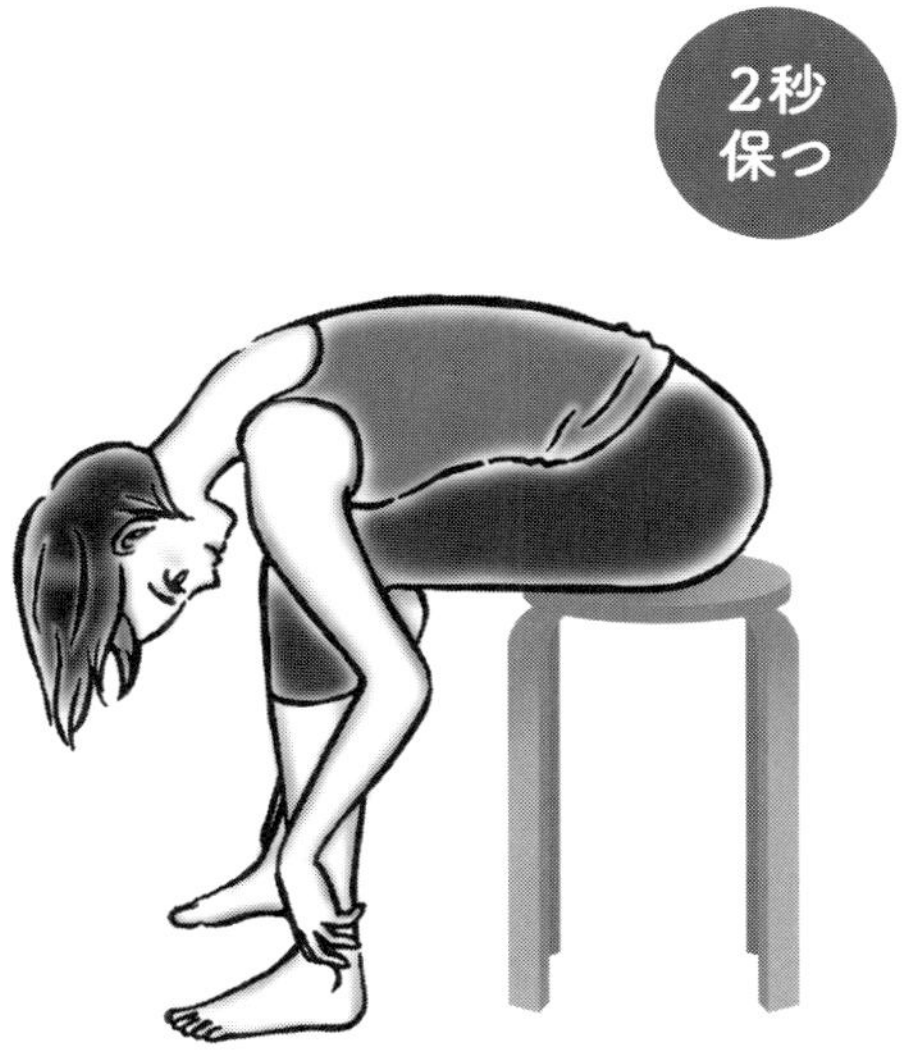

3 ゆっくりと１のポーズにもどります

1セット10回／1日6～8セットが目安

エクササイズ **B**

外出先で簡単にできるエクササイズ

立って前曲げ

1 足を肩幅くらいに開いて正面を向いて立ちます

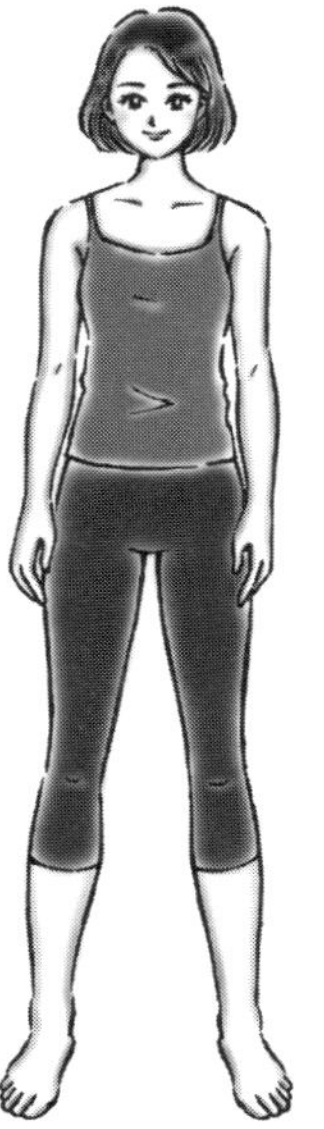

立ったままで腰を前に曲げるエクササイズですので、どこでも簡単に行えます。顔を正面に向けてあごを引き、足を肩幅くらいに開いて、まっすぐ立ちます。

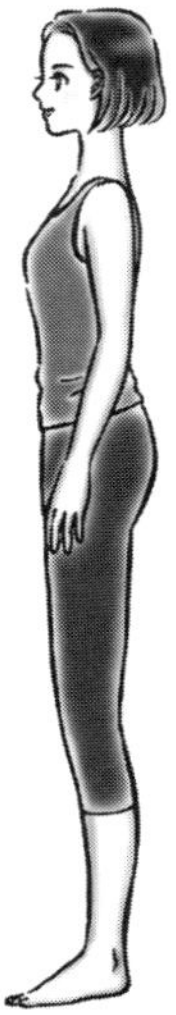

POINT

首が前に出たり、肩が浮いたり、腰を反らしたりしないように、まっすぐ立ってください。

2 腰を前に曲げ、その姿勢を保ちます

痛みを我慢できるところまで腰を前に曲げたら、その姿勢を2秒間保ちます。

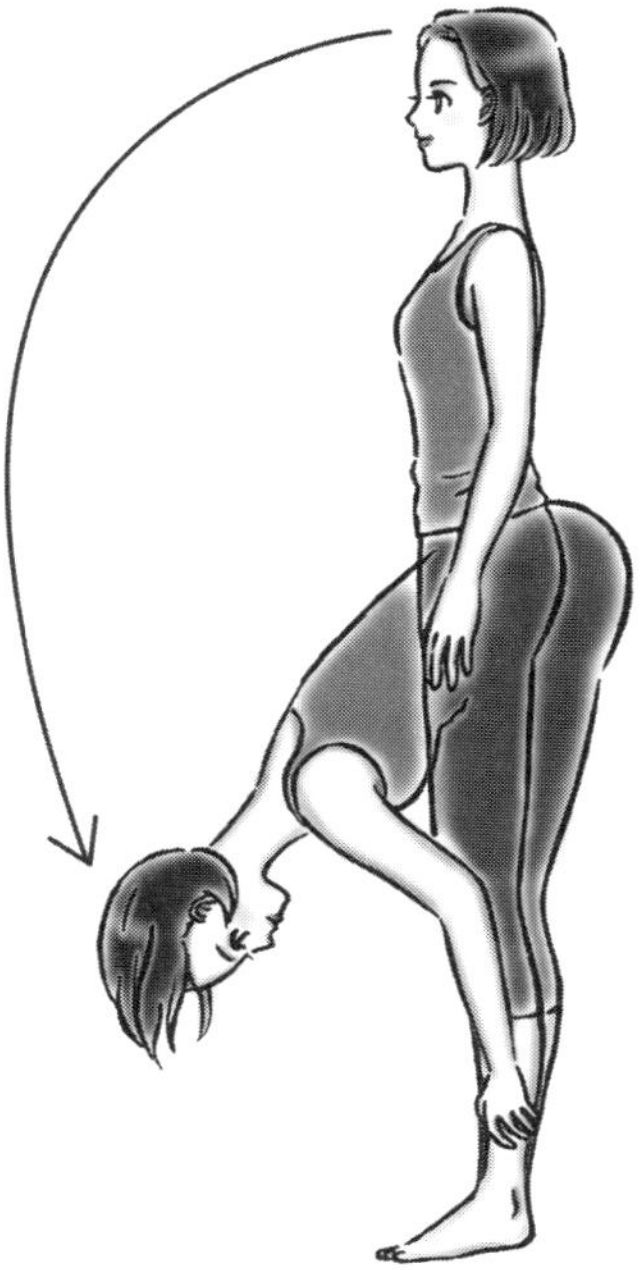

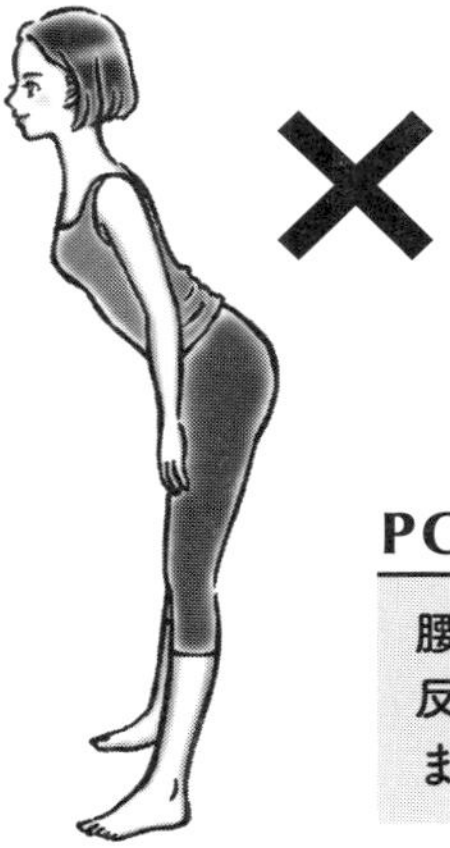

POINT

腰を曲げるときに、反らさないようにしましょう。

3 ゆっくりと1のポーズにもどります

1セット10回／1日6〜8セットが目安

マッケンジー法®を実践してわかったこと（体験者の声）その2

運動すると痛みが軽くなります

Y・Kさん　46歳　女性　主婦

だいぶ前から、掃除機をかけたり中腰で用事をしたりしていると腰の痛みが強くなり、その後もずっと違和感が続いて痛いのと、ひどくなると足の先までシビレが出て、座るのにも歩くのにも痛みが出ていました。しゃがんで犬のシャンプーをした後は立ち上がれないほど、腰の痛みが強くなります。

整形外科で腰椎すべり症と診断されたときは、手術は受けたくないという一心でした。手術以外のものならなんでも、という気持ちでしたが薬を飲むのも嫌で、医師からは内服もすすめられましたが、リハビリ一本でいくことにしました。

初めてリハビリを受けたとき、いろいろな動きを試した後、反らす運動を家で続けるように指示されました。症状が出ているときにこそ、その運動をするようにと言われたので試してみました。

とくに痛みがなくなるようでもなかったのですが、1カ月くらいは続けてみないと効果は出ないだろうし、「やっているとそのうち良くなる」と自分に言い聞かせ、続けてやっていました。

リハビリ2回目を受けたとき、股関節が動かしやすくなっていたのですが、新たにお尻の痛みが出ていたり、体を押し上げるようにして腰を反らす運動を続けていたため、肩こりがひどくなっていました。

いろいろ試して、多少やり方は変わりましたが、結局また反らす体操を続けるよう言われました。

寝て腰を反らす運動が続けてできるように

その日の晩です。寝ようと思ったら、体に痛み、違和感、シビレがなくなっていました。

若いころのように体が軽くて、腰痛が完璧になくなっていたのです。翌朝、用事をしていると、また体の重さが戻って元の状態になりました。

なぜ、体が軽くなったのかを考えていましたら、腰を反らすときに先生が背中を押してくれていたことを思い出しました。

先生に見てもらって運動すると、自分ではできているつもりでも、腰が逃げていると指摘されます。一人でやると、同じ効果が出せない、でも、やらないよりマシ、そういうことを繰り返しているうちにずっとあった腰痛、あしのシビレが出なくなっていきました。

今も中腰で用事をしていると30分ほどで腰の痛みは出ます。でも用事の後、腰を反らす運動をするとマシになります。

運動をしなくても、中腰をやめてほかの用事をしているだけでも自然に症状がなくなっているのに気づきます。

寝て腰を反らす運動のとき、前は力がなくて2～3回で精一杯だったのが、今は10回以上、続けてできるようにもなりました。

Chapter 4

日常生活での姿勢

腰痛を悪化させない適切な座り方を身につけよう

腰痛のマネジメントでは、エクササイズだけでなく姿勢についても自分に合った姿勢の取り方を取り入れてゆく必要があります。とくに座りっぱなしや立ちっぱなしのように同じ姿勢をとり続けることが多い人の場合、普段の姿勢の取り方は腰痛のマネジメントをするうえでとても大切なポイントになります。

みなさんは普段、家の中ではいすやソファに座って過ごすことが多くありませんか。あるいは床に座って家族団らんを楽しんだり、テレビを見たりすることが多くありませんか。座るとリラックスするので腰への負担は少ないだろうと思いがちですが、じつはそうとはかぎらないのです。長時間座っていると、腰椎すべり症の人にかぎらず、腰が痛くなりやすいことを、多くの人が実感しています。

人間の脊柱《せきちゅう》には生理的な彎曲《わんきょく》があり、体にかかる衝撃や負担を適度に吸収する役割を担っています。腰椎の生理的な彎曲は「腰椎前彎《ぜんわん》」と呼ばれています。

多くの人は、日常生活上、前屈みになったり座ったりすることが多いので、次第に腰椎の生理的な前彎が減っていったり逆に後彎《こうわん》してきたりします。それにより腰にかかる負担が増して

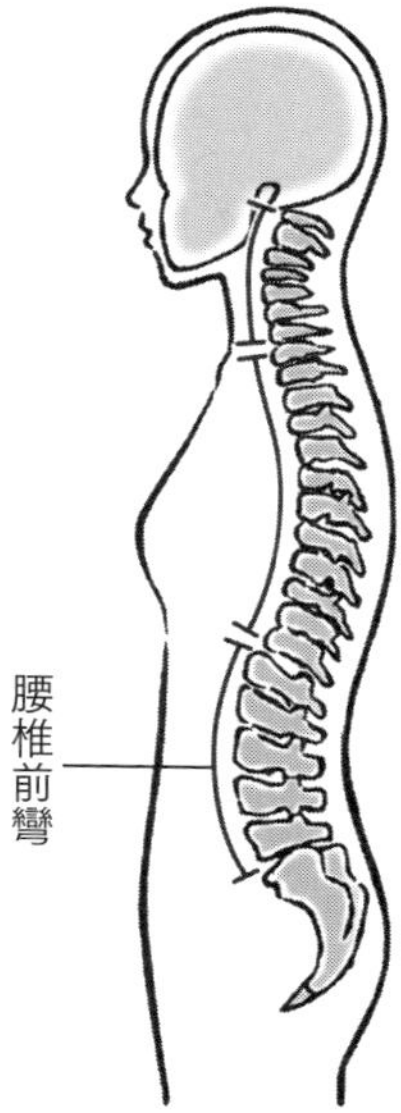

腰痛を引き起こす一因になります。ですから、基本的には腰椎前彎を保った座り方が必要です。

「前彎が大切なのはわかったけど、どの程度の前彎が良いのかがわからない」という方もいらっしゃるでしょう。

そこで役に立つのが、次に紹介する「腰椎前彎エクササイズ」と「エクササイズや姿勢の効果と安全性を判断する基準」です。このエクササイズを使って、適切な腰椎前彎の程度を会得することができます。

適切な前彎の程度を判定する

腰椎前彎エクササイズ

1 いすにリラックスして座ります

背もたれのないいすに力を抜いて自然に座ります。両手は太ももの上に置きます（背もたれのないいすがなければ、背もたれのあるいすに浅く座るのでも構いません）。

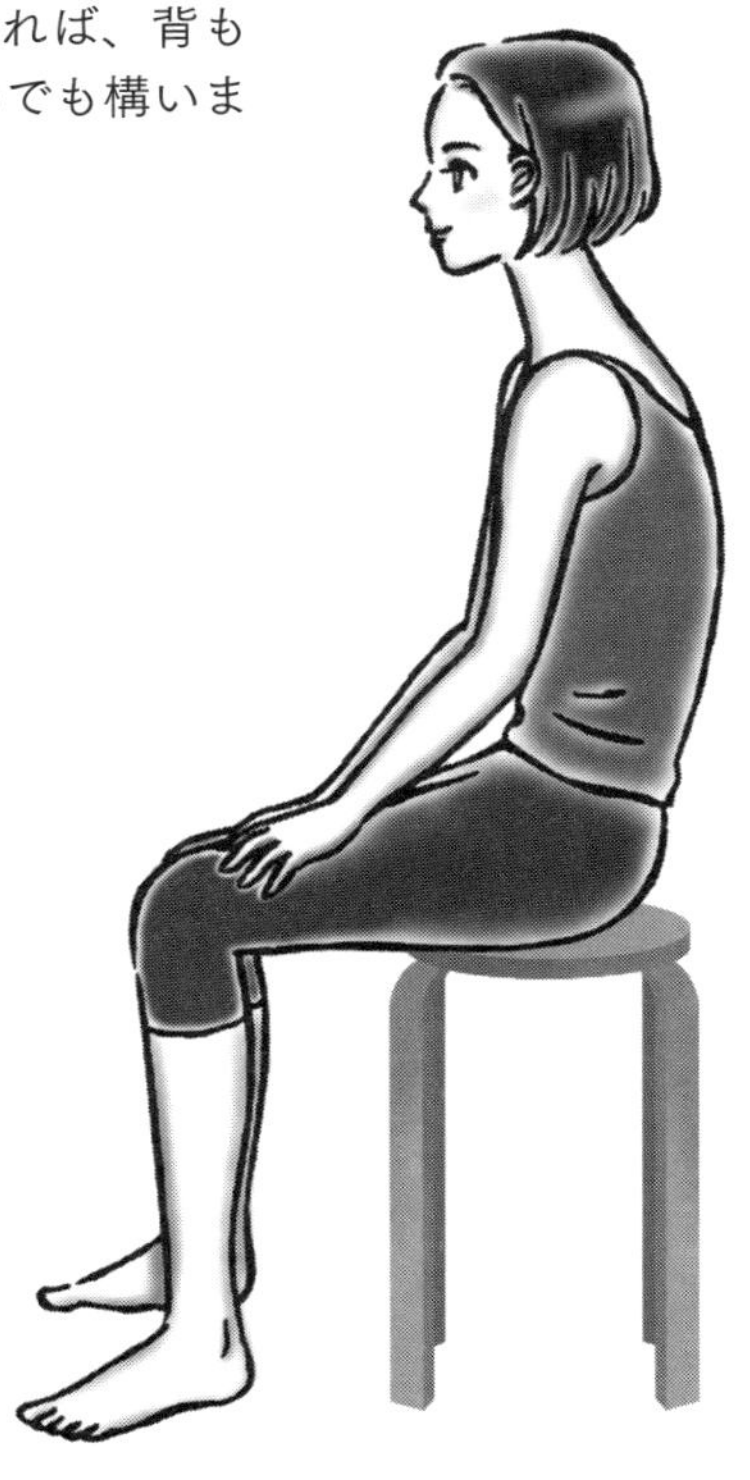

2 腰をできるだけいっぱいまで反らします

腰をゆっくりと思い切り反らします。お腹を前に突き出すような感じです。上体は後ろに倒れないように。この姿勢を数秒保ちます。それから姿勢**1**に戻ります。

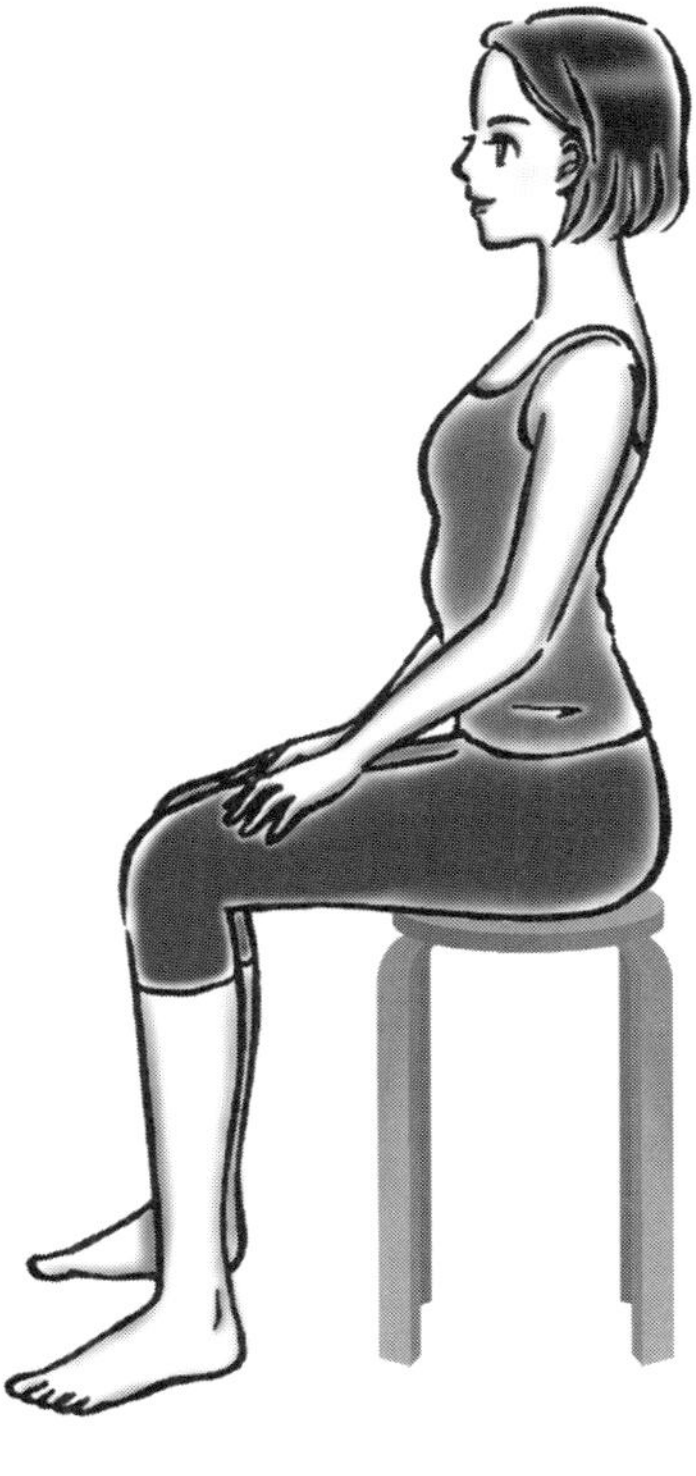

姿勢1と2をゆっくりと交互に繰り返します。
だいたい10～15回くらい

適切な腰椎前彎程度の判定

繰り返すうちに、痛みが中央化してくる、痛みの場所や範囲は変わらなくても強さが弱まってくる、できれば痛くなくなってくるのであれば、「良い反応」です。それくらいの前彎は適切だという意味です。

逆に、痛みが末梢化してくる、痛みの場所や範囲は変わらなくても強さが増してくるのであれば、中断します。

反らし方が大きすぎたかもしれません。痛みが元の状態に収まるまで待ってから、もう一度繰り返してみます。

ただし、今度は前回よりも反らし方を小さめにしてみます。それでも、やはり痛みが悪化してくるのであれば、このエクササイズはやめてください。

もし、反らしたときは痛くても112ページの姿勢1のように緩めると、痛みが元の状態に戻るのであれば、慎重にそのまま続けて構いません。そこまでの前彎の程度は大丈夫です。

腰部に枕やランバーロール、お尻の下にクッションを敷いた座り方

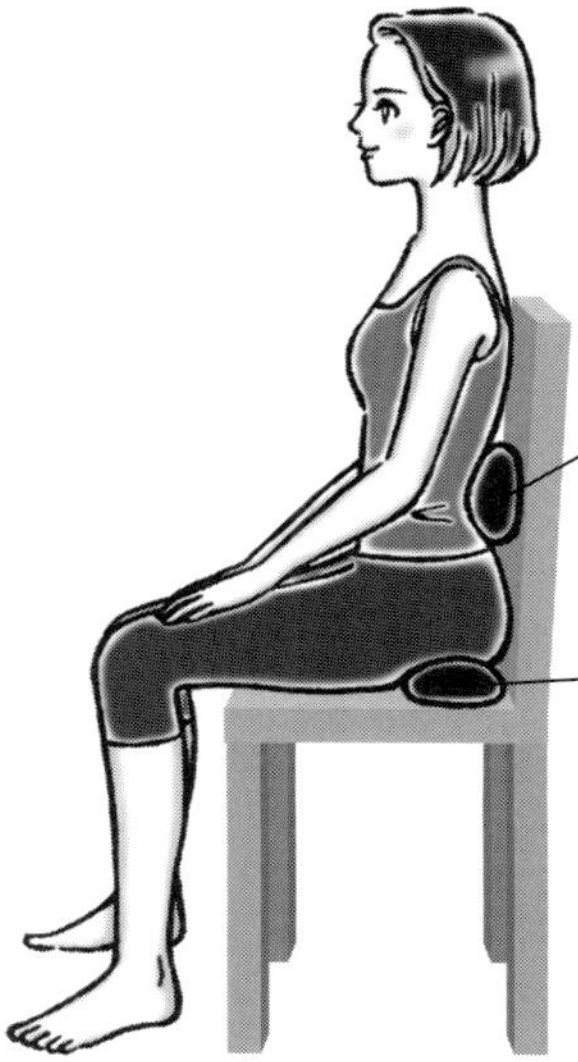

※お尻の下に敷くバスタオルやクッションは、太ももにはかからないようにする。

ただし、エクササイズを続けてゆくうちに痛みが末梢化してきたり、痛みの場所や範囲は変わらなくても強さが増すようならば、それ以上は続けないでください。

バスタオルやクッションを使っても良い

適切な腰椎前彎の程度がわかったら、座る時はこの前彎を保ち続けるのが理想的です。

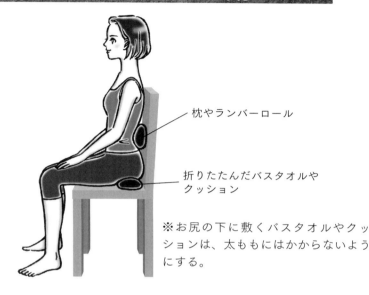

しかし、体力的にその姿勢を続けるのは大変だ、仕事に集中しているとつい忘れてしまうというのであれば、背もたれと腰のあいだに枕や専用のクッション（ランバーロール）などを挟んで、それによって腰椎

の前彎が自然に得られるようにすると良いでしょう。

さらに、お尻の下にバスタオルやクッションを敷くと一層、腰椎前彎が保ちやすくなるでしょう。なお、敷く場所は、座面の後方（お尻の下）のみにします。すなわち、座面の後方が前方よりも高めになります。そうすることで、骨盤が前に起きて腰椎前彎が保ちやすくなるのです。

立っているときや物を持ち上げるときは、座っているときの姿勢と同じく、「悪い反応」になるような姿勢の取り方はそれ以上続けないでください。

「良い反応」になるような姿勢であれば安心してその姿勢を続けて構いません。「どちらとも言えない反応」であれば慎重にそのまま続けてみましょう。ただし、続けているうちに「悪い反応」になったら、その時点でやめてください。

適切な座り方は、「動く」とセットでその真価が出る

これまで適切な姿勢ということでお話ししてきました。ただ、ここで必ず知っておいていただきたいのは、どんな姿勢であっても、それを長時間続けるのはやはり良く

ないということです。

適切な姿勢というのは、あくまで負担が比較的少ない姿勢ということであって、まったく負担がかからない姿勢というわけではありません。その姿勢を長時間休みなく続けているとやはり痛みは出てきてしまいます。

そこで忘れてはいけないのは、「動く」ということです。

姿勢を変えるということです。

自分に合った姿勢を取っていて、腰が疲れてきたなぁ、重くなってきたなぁと感じたら、その姿勢を中断してください。

できれば体を動かしてください。座りっぱなし、立ちっぱなしでいたなら、足踏みをする、歩き回る、体を捻る、伸びをする、屈伸をするなど、とにかく体を動かしてください。

自分に合った姿勢というのは、体を動かすこととセットで初めてその価値が最大限に発揮されるのです。

腰痛の再発を予防するには

腰痛は再発しやすい。その予兆を知っておく

「腰痛は再発しやすい」と聞いて、急に不安になったりがっかりされたりする方がいるかもしれません。せっかく、痛みが改善して良かったと思っていたのにそれに水を差すようなお話をするようで申し訳ない気もするのですが、「備えあれば憂いなし」とも言います。今後、腰痛に再び悩まされない人生を送るためには、腰痛は再発しやすいという性質を知ったうえで、きちんと対策を取るようにしたほうが、知らないで何の対策も取らずに過ごすよりも、今後再発に見舞われる危険性は確実に少ないのです。たとえば、エクササイズを行うだけでも腰痛の再発リスクを33パーセント※も減らすことができます。

※出典：Exercise for the Prevention of Low Back Pain: Systematic Review and Meta-Analysis of Controlled Trials. American Journal of Epidemiology 2018年

腰痛は、発症する前に何かしらの予兆がある場合がほとんどです。

「腰が張っていた」

「腰が重かった」

「痛いとまでは言えないが、痛くなりそうな感じがしていた」

など、人それぞれです。

こうした予兆が出た段階で、適切な対応を取れば、困るほどの痛さに見舞われるのを防ぐことは可能です。実際に痛くなる前にどのような予兆があったかを顧みるのは有意義なことなのです。

腰の調子を動きでチェックする

腰の調子を簡単にチェックする方法があります。次の3種類の動きを使います。

①立った姿勢で腰を反らす

②立った状態から腰を前に曲げる

③立った姿勢で腰を横に動かす

①立った姿勢で腰を反らす

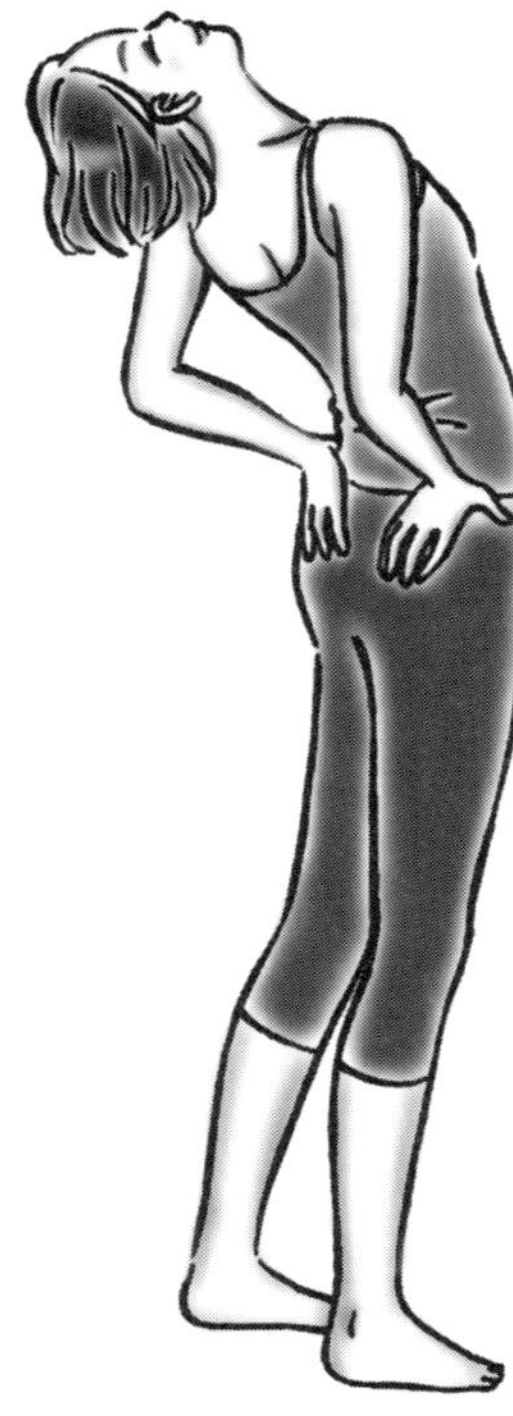

①足を肩幅くらいに開いて立ちます。
②両手をお尻の少し上に当てます。
③手の位置を支点にして、上半身をゆっくりと後ろに反らします。このとき、腰に手を当てないように注意して、できるだけ腰を反らします。

②立った状態から腰を前に曲げる

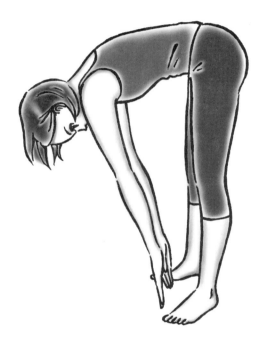

①足を肩幅くらいに開いて立ちます。
②両手を足のつま先に向けて、できるだけ腰を前に曲げます。

③立った姿勢で腰を横に動かす

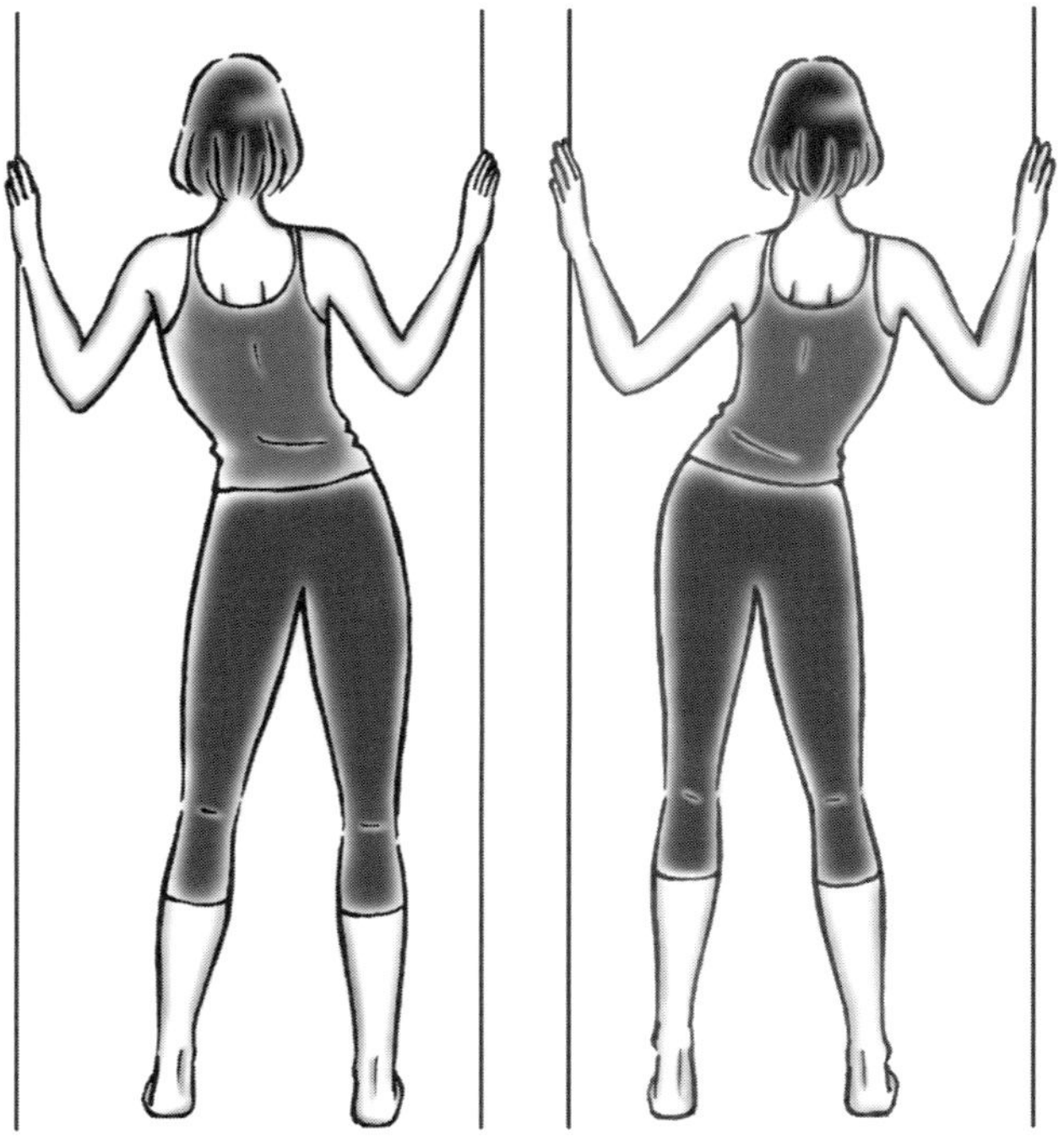

①足を肩幅くらいに開いて立ちます。
②肩を水平のまま動かさずに、できるだけ腰を横に動かします。
③左右それぞれ確認します。

腰の調子が良いときに、この3種類の動きを行って、腰の感覚と可動性をチェックしておきます。

「ちょっと腰の調子が良くないなぁ」と感じたとき、長時間中腰で作業をしたり、長時間デスクワークで座りっぱなしだったりで腰に負担をかけた後などに、この3種類の動きで腰の調子をチェックします。

調子が良いときと比べて、腰の動きに硬さや違和感があるようであれば、それが体からの警告、すなわち腰痛再発の予兆です。速やかに対策を取ってください。

効率よく予防するために警戒レベルを使い分けよう

腰痛を再発させないようにいつもピーンと気持ちを張り詰めながら日々を過ごすのは、健全な生活を送っているとは言い難いと思います。

メリハリをつけた生活だからこそ、いざというときには心身とも集中して対応できるのではないでしょうか。

警戒態勢は3段階に分けて準備をしておいて、状況に応じて、警戒レベルを引き上げたり、引き下げたりすると良いでしょう。

警戒レベル1

再発の予兆がとくにないときの警戒レベル。目標は、普段の調子を維持すること。対策としては、長時間座るときは適切な座り方をする、エクササイズは1日に2セット程度。

警戒レベル2

再発の予兆が発生したときの警戒レベル。目標は、できるだけ速やかに普段の調子に回復すること。対策としては、時間の長短にかかわらず座るときは必ず適切な座り方をする、エクササイズはできるだけこまめに行う。

警戒レベル3

警戒レベル2の処置を行ったにもかかわらず予兆が収まらない、あるいは、いよいよ痛くなってきたときの警戒レベル。目標は、あらゆる手段を動員して、できるだけ速やかに普段の調子に回復すること。対策としては、姿勢やエクササイズなどを行いつつ、マッケンジー法®の認定セラピストに相談する。

対策が奏功して、腰が普段の調子に回復したのであれば、警戒レベルを引き下げましょう。

そして以前、腰痛になったときに効果的だったエクササイズと姿勢を活用しましょう。たとえば、以前、腰痛になったときに腰を反らすエクササイズが効果的であったのならば、今回もそれを行います。

それと同時に忘れてはならないのは姿勢です。腰椎前彎を適度に保った姿勢をとることが大切です。

こうした対策が効果的であれば、1週間以内に予兆は解消するでしょう。もし、こうした対策をきちんと行ったにもかかわらず、1週間経っても改善の兆しが感じられないのであれば、マッケンジー法®の認定セラピストに相談してください。

国際マッケンジー協会の情報&問い合わせ先

国際マッケンジー協会について

1982年、アメリカでマッケンジー法®の教育にたずさわっていた医師、理学療法士が中心となってマッケンジー協会が創設されました。当時、アメリカを中心として、マッケンジー法®の教育に対する需要の高まりに適切に対応するためでした。その後、1984年にニュージーランドに国際マッケンジー協会本部が置かれました。2019年5月時点で29カ国に正式な支部が設立、運営されています。

国際マッケンジー協会は、マッケンジー法®の講習会開催のほかに、3年に1度国際学会を開催、腰痛、首の痛み、手足の痛み、頭痛などに対する自己管理について精力的に啓蒙活動を行っています。

国際マッケンジー協会

https://www.mckenzieinstitute.org/

国際マッケンジー協会日本支部

https://www.mckenzieinstitute.org/japan/
〒354-0011　埼玉県富士見市水子2149-6
TEL：070-5014-0931
E-mail：mckjapan2001@gmail.com

マッケンジー法®認定セラピスト

上記の日本支部までお問い合わせください。

参考文献

松平浩　『新しい腰痛対策Q&A21～非特異的腰痛のニューコンセプトと職域での予防法』公益財団法人産業医学振興財団 2012年

Ishimoto Y, Yoshimura N, Muraki S: Association of lumbar spondylolisthesis with low back pain and symptomatic lumbar spinal stenosis in a population-based cohort. Spine 42(11); 666-671, 2017

DeVine JG, Schenk-Kisser JM, Skelly AC: Risk factors for degenerative spondylolisthesis: a systematic review. Evid Based Spine Care J 3(2); 25-34, 2012

Elliott J, Fleming H, Tucker K: Asymptomatic spondylolisthesis and pregnancy. JOSPT 40(5); 324, 2010

Chun S, Lum C, Kim K: The relationships between low back pain and lumbar lordosis: a systematic review and meta-analysis. The Spine Journal 17; 1180-1191, 2017

Webster BS, Bauer AZ, Choi Y: Iatrogenic consequences of early magnetic resonance imaging in acute, work-related, disabling low back pain. Spine 38(22); 1939-1946, 2013

Carroll L, Mercado AC, Cassidy JD, 他: A population-based study of factors associated with combinations of active and passive coping with neck and low back pain. J Rehabil Med 34; 67-72, 2002

ロビン・マッケンジー　『自分で治せる！　腰痛改善マニュアル』実業之日本社 2009年

〈著者略歴〉
岩貞吉寛（いわさだ・よしひろ）
国際マッケンジー協会日本支部・支部長。理学療法士。防衛大学校機械工学科卒。国立療養所東京病院付属リハビリテーション学院理学療法学科卒。米国ジョージア州立大学修士課程（理学療法学）を修了。その後、St.David's Hospital Spine Center（米国テキサス州）にて研修を行う。国際マッケンジー協会日本支部を立ち上げ、現在、マッケンジー法®のセラピスト養成講座の講師を務めながら、「Active Pain Care（訪問診療のみ）」も運営。著書に『この動きを習慣にすれば腰痛は自分で治せる！』（実業之日本社）などがある。

◉協力
中野元博（中野整形外科 運動器リハビリテーションクリニック・兵庫県尼崎市）

つらい痛みを自分で改善！ 女性の「腰椎すべり症」

2019年8月6日　第1版第1刷発行
2025年3月4日　第1版第12刷発行

著　者　岩　貞　吉　寛
発行者　村　上　雅　基
発行所　株式会社ＰＨＰ研究所
京都本部　〒601-8411　京都市南区西九条北ノ内町11
暮らしデザイン出版部　☎075-681-8732（編集）
暮らしデザイン普及部　☎075-681-8554（販売）
東京本部　〒135-8137　江東区豊洲5-6-52
普及部　☎03-3520-9630（販売）
PHP INTERFACE　https://www.php.co.jp/
印刷所
製本所　TOPPANクロレ株式会社

ISBN978-4-569-84505-0